TRAITEMENT CHIRURGICAL

DE LA

PÉRITONITE

Ubi pus, ibi evacua.

PAR

Le Docteur H. TRUC
Ancien interne des hôpitaux,
Prosecteur à la Faculté de médecine de Lyon.

PARIS
LIBRAIRIE FÉLIX ALCAN
SUCCESSEUR DE GERMER BAILLIÈRE
108, BOULEVARD SAINT-GERMAIN, 108

1886

TRAITEMENT CHIRURGICAL

DE

LA PÉRITONITE

DU MÊME AUTEUR

1° Note sur deux cas de hernie étranglée. Lyon médical, 1882.

2° Note sur un cas de hernie étranglée avec résection de 63 centimètres d'intestin grêle. Lyon médical, 1882.

3° Note sur un cas d'hydrocéphalie ancienne et considérable avec conservation de l'intelligence. Bull. de la Soc. anth. de Lyon, 1882.

4° Ataxie locomotrice et lésions cardiaques. Lyon médical, 1883.

5° Études sur le thorax normal de l'homme. Lyon médical, 1884.

6° Note sur un cas d'épilepsie congestive. Lyon médical, 1885.

7° Des injections intra-parenchymateuses dans la tuberculose pulmonaire. Lyon médical, 1885.

8° Anévrysmes multiples de la crosse de l'aorte. Lyon médical, 1885.

9° Études sur le thorax de l'homme tuberculeux. Lyon médical, 1885.

10° Essai sur la chirurgie du poumon dans les affections non traumatiques, pneumectomie, pneumotonie, injections intra-pulmonaires. Thèse de Lyon, 1885. Paris. Alcan.

11° Revue critique sur la pneumotonie. Revue de Médecine, 1886.

TRAITEMENT CHIRURGICAL

DE LA

PÉRITONITE

Ubi pus, ibi evacua.

PAR

Le Docteur H. TRUC
Ancien interne des hôpitaux,
Prosecteur à la Faculté de médecine de Lyon.

PARIS
LIBRAIRIE FÉLIX ALCAN
SUCCESSEUR DE GERMER BAILLIÈRE
108, BOULEVARD SAINT-GERMAIN, 108

1886

TRAITEMENT CHIRURGICAL

DE LA

PÉRITONITE

INTRODUCTION

Les anciens redoutaient particulièrement, à juste titre d'ailleurs, l'ouverture du péritoine. Les chirurgiens professaient, à son égard, un respect exagéré; il était, pour la plupart d'entre eux, une sorte de noli tangere.

Les succès innombrables obtenus, depuis une vingtaine d'années surtout, dans la chirurgie abdominale, l'extension rapide de la méthode antiseptique ont progressivement dissipé les craintes excessives qu'inspirait jadis la susceptibilité morbide du péritoine.

La cuirasse péritonéale tend à devenir un voile léger que le chirurgien, sous l'égide antiseptique, peut diviser en tout point pour appliquer sa thérapeutique aux viscères abdominaux.

Grâce aux conditions opératoires actuelles, des affections auparavant mortelles sont aujourd'hui guéries; d'autres, réputées incurables, plus fréquemment traitées; quelques-unes enfin, naguère du domaine exclusif de la médecine interne, tendent à entrer dans celui de la chirurgie.

La péritonite est du nombre de ces dernières.

Ainsi que le fait pressentir le titre de notre thèse, l'inflammation péritonéale, primitive ou secondaire, peut ressortir, dans certains cas au moins, de l'action chirurgicale. La gravité considérable des formes ordinaires de la péritonite, l'impuissance habituelle de la thérapeutique médicale contre cette redoutable affection nous expliquent suffisamment l'intervention du chirurgien. Les agents pharmaceutiques devaient d'ailleurs a priori céder le pas au trocart ou au bistouri dans certaines péritonites avec épanchement septique. La médication interne ne saurait avoir, en l'espèce, qu'une action palliative et insuffisante contre l'infection organique; le traitement chirurgical, au contraire, s'adressant presque directement à la cause morbide, s'efforce de tarir la source infectieuse du péritoine et doit être parfois efficace. Dans les cas ordinaires où l'économie tolère l'action chirurgicale et ceux, plus rares, où l'organisme n'est pas encore trop profondément altéré, on obtient, en effet, d'assez bons résultats.

Est-ce à dire que le traitement de la péritonite doive passer complètement des mains du médecin dans celles du chirurgien? Assurément non. Une action commune ou successive doit se manifester dans des circonstances déterminées.

L'intervention chirurgicale présente, en un mot, des indications et des contre-indications. Nous devons les rechercher, les peser, les discuter, les établir sur des faits certains; nous devons aussi considérer les divers modes opératoires.

La ponction simple, la ponction suivie d'injections, le drainage, les incisions plus ou moins larges, la laparotomie, sont de valeur inégale, mais doivent être alternativement préférés suivant les conditions pathologiques qui se présentent dans la pratique. Nous les étudierons dans un chapitre distinct.

Il nous reste actuellement, pour terminer ces considérations préliminaires, à exposer le plan que nous avons adopté et la voie que nous avons dû suivre.

Le *plan* est essentiellement clinique.

Il comprend deux parties : 1° péritonites traumatiques ; 2° péritonites non traumatiques. Chacune de ces parties comporte un certain nombre de divisions et de subdivisions. Pour plus de simplicité et de rapidité, nous les résumons dans le tableau suivant :

PREMIÈRE PARTIE

PÉRITONITES TRAUMATIQUES

I. Péritonites post-opératoires ou chirurgicales.

II. Péritonites traumatiques ou accidentelles.

a sans lésions viscérales.
b avec lésions viscérales.

DEUXIÈME PARTIE

PÉRITONITES NON TRAUMATIQUES

A. Péritonites aiguës.
B. Péritonites chroniques.
C. Péritonites enkystées.

A. *Péritonites aiguës*

I. Péritonites par ulcérations ou perforations viscérales pathologiques.

II. Péritonites par inflammation, gangrène ou rupture de tumeurs intra-abdominales.

III. Péritonites par étranglement herniaire ou occlusion intestinale.

IV. Péritonites simples et purulentes.

V. Péritonites puerpérales.

B. *Péritonites chroniques tuberculeuses*

C. *Péritonites enkystées*

a. Péritonites enkystées générales.
b. Péritonites périhépatiques.
c. Péritonites périspléniques.
d. Péritonites pérityphliques.
e. Péritonites pelviennes.

Nous avons donné ce cadre pour parer à la critique mais nous n'avons pas l'intention de le remplir tout entier. Il serait trop vaste pour le peu de temps dont nous disposons. D'ailleurs certaines parties de notre plan méritent une simple mention; d'autres se prêtent à une étude d'ensemble; quelques-unes seulement exigent un examen approfondi.

La péritonite traumatique, surtout accidentelle, sera traitée assez longuement.

Les péritonites non traumatiques, par perforation viscérale ou rupture de tumeurs préexistantes, s'appuyant, dans leur traitement, sur des considérations antérieures, exigeront de moindres développements.

Les péritonites consécutives à l'étranglement herniaire, à l'occlusion intestinale, sont dominées par l'oblitération du tube digestif et nous intéressent peu.

Les péritonites puerpérales, tuberculeuses seront étudiées avec soin; tantôt généralisées à toute la séreuse abdominale, tantôt localisées en un ou plusieurs de ses points, elles nous serviront de transition pour l'étude des péritonites locales.

Celles-ci, péritonites périhépatiques, périspléniques, pérityphliques, pelvi-péritonites, se prêtant à des considérations thérapeutiques générales, seront examinées brièvement.

Nous ferons précéder cette étude d'un aperçu sur les aptitudes réactionnelles du péritoine au point de vue chirurgical et d'un historique; nous la ferons suivre d'un chapitre sur les opérations exploratrices dans les péritonites et d'un résumé général. Ce dernier permettra de connaître rapidement les conclusions de notre travail et d'en apprécier nettement la portée thérapeutique.

La *voie* n'était point tracée.

Les mémoires relatifs au traitement chirurgical de la péritonite sont extrêmement rares; il n'existe même pas, à proprement parler, de travail étendu sur la question. Les observations qui s'y rapportent sont disséminées dans une foule de journaux, recueils ou publications périodiques. Il a donc fallu, d'une part, nous livrer à de très nombreuses recherches bibliographiques à l'étranger comme en France et nous ne saurions prétendre n'avoir rien omis; nous avons dû, d'autre part, procéder à une œuvre de synthèse et de critique toujours très ardue et souvent périlleuse. Nous avons enfin souvent sacrifié le texte aux observations; celles-ci sont la base de notre travail; leur relation nous a paru plus utile qu'une longue et stérile discussion.

Cette étude a été faite sans idée préconçue, sans parti pris, avec le seul désir de tirer des faits connus quelques conclusions légitimes. Ces conclusions toutefois sont nécessairement provisoires; elles attendront, pour être infirmées ou confirmées, des observations plus nombreuses.

Nous tenons à remercier, avant d'entrer en matières,

les maîtres et les amis qui nous ont fourni des documents importants ou fait connaître, par leurs traductions, les observations allemandes. Nous sommes heureux d'exprimer particulièrement notre reconnaissance aux professeurs Bouilly (de Paris), J. Renaut (de Lyon), Lawson Tait (de Birmingham) et Kœberlé (de Strasbourg). M. Bouilly nous a remis deux observations fort intéressantes; M. Renaut, avec une bienveillance que connaissent tous ses élèves, nous a inspiré le meilleur de notre aperçu sur les aptitudes réactionnelles du péritoine; MM. Lawson Tait et Kœberlé ont bien voulu, sur notre demande, nous adresser le résultat de leur vaste pratique.

APTITUDES RÉACTIONNELLES DU PÉRITOINE AU POINT DE VUE CHIRURGICAL

L'effraction du péritoine, soit de dehors en dedans, c'est-à-dire de la paroi vers la cavité séreuse, soit de dedans en dehors, c'est-à-dire des organes contenus vers cette même cavité, a été considérée longtemps comme un accident sinon toujours mortel, du moins de la plus haute gravité chez l'homme. Cette gravité des traumatismes péritonéaux est encore plus grande chez les solipèdes; elle est au contraire beaucoup moindre chez le chien, presque nulle (immédiatement du moins) chez la grenouille.

Chez les animaux supérieurs et chez tous les mammifères, le péritoine offre des résistances variables à l'effraction ou plutôt à ses effets seconds; mais toujours ceux-ci se marquent soit par de grands phénomènes d'arrêt, d'inhibition ou encore de « schock », soit par des processus réactionnels intenses. Ceux-ci aboutissent tantôt à une suppuration plus ou moins large qui tue par ses propres effets, sollicite une série de réflexes entrant dans la constitution de ce que Gubler nommait le péritonisme, ou enfin devient le point de départ d'une infection généralisée. D'où vient cette susceptibilité particulière du péritoine? Les expériences de MM. Richet et Reynier (1) tendent à établir que la mort, dans les irritations péritonéales, est produite par ébranlement nerveux et non par inflammation. L'irritation de la grande séreuse a

(1) *Comptes rendus Académie des Sciences*, 1880, p. 1220.

pu même déterminer le tétanos. Elle diffère d'ailleurs suivant les parties du péritoine où on la met en jeu. Faible sur le feuillet pariétal, faible au niveau du foie, ainsi que le témoignent les recherches de M. Terrillon (1), elle est excessive au niveau de l'intestin. Cette irritabilité est en rapport direct avec la richesse nerveuse sensitive des diverses régions péritonéales et doit son degré élevé, sur les anses intestinales, au plexus de Meissner. Une expérience remarquable démontre nettement l'influence de l'excitation péritonéale sur le fonctionnement d'organes éloignés.

Si, comme Tarchanoff l'a pratiqué, on expose à l'air le péritoine d'une grenouille, on le voit s'enflammer rapidement ; si alors on touche un point de la séreuse intestinale avec une aiguille, on arrête net le cœur en diastole. Cette action d'arrêt ne se produit pas même par irritation d'une bourse séreuse sous-cutanée enflammée d'une étendue égale à celle du péritoine. Voilà pour les actions d'arrêt, pour le « schock » sinon tout entier, du moins considéré dans un exemple qui, tout isolé qu'il est, jette une vive lumière sur ce mécanisme complexe de la sidération péritonéale considérée dans son ensemble.

Restent les effets de la réaction localisée et la tendance prépondérante à l'infection générale prenant son point de départ dans une plaie du péritoine elle-même infectée. Une première question se pose : Peut-on, de par les considérations mêmes de structure et de par la constitution morphologique de la grande séreuse viscérale, donner des raisons plausibles de la gravité des traumatismes dont elle est l'objet ? Peut-on prévoir, du même chef, les aptitudes réactionnelles de cette séreuse, en présence des agents exté-

(1) *Progrès médical*, 1883, p. 645.

rieurs, et se rendre compte de la gravité des péritonites des divers ordres dont nous devons nous occuper? C'est ce que nous allons dès maintenant brièvement examiner.

Les travaux récents de l'école morphologique ne semblent laisser aucun doute sur l'origine du *cœlome*, cavité viscérale dont la chambre péritonéale n'est, chez les mammifères et chez l'homme, qu'un simple département. Cette cavité est un diverticule de l'*intestin primitif*, une *parentère*, suivant l'expression heureuse de Rag. Laukester. Chez les animaux inférieurs et chez les embryons de tous les vertébrés, à un certain stade de l'évolution, la cavité péritonéale est revêtue d'un épithélium cylindrique qui, même dans les régions génitales (Flemming), reste indéfiniment porteur de cils vibratiles. Cette disposition se retrouve encore chez la femme à la surface de l'ovaire et dans toute la portion du péritoine entourant le pavillon de la trompe ou oviducte. Elle rend compte de la propagation des affections catarrhales, simplement inflammatoires ou plus souvent encore infectieuses, de l'intérieur de l'utérus au pourtour de l'ovaire et de là dans la cavité pelvienne revêtue par le péritoine. Sur ce point constamment la règle initiale subsiste : celle de la continuité d'une muqueuse avec la cavité formant le plus vaste département du milieu intérieur. De là aussi cette conséquence en apparence paradoxale mais exacte au fond : la salpingite catarrhale déverse son mucus anormal, infecté ou non, dans la cavité du péritoine comme le fait, dans le coryza, la pituitaire enflammée dans le pharynx ou à l'extérieur. Chez la femelle des mammifères, chez la femme comme chez les autres, la muqueuse du cloaque est restée en continuité avec le cœlome : continuité à voie étroite mais qui ouvre pourtant, aux minuscules agents pathogènes extérieurs, une route suffisamment large et qui commande tout un ordre d'indications thérapeutiques en cas d'effraction par cette voie.

Chez l'homme et les mammifères, la séreuse péritonéale ne semble, de prime abord, avoir rien gardé de son origine intestinale : à l'épithélium péritonéal cylindrique et cilié par bandes des vétébrés inférieurs, fait place un endothélium, formé d'un simple rang de cellules plates reposant sur une mince membrane vitrée pénétrée par les réseaux de grains et de fibres élastiques qui lui donnent toute sa solidité. Il n'y a plus ni cils ni cellules à mucus; toutes les cellules endothéliales se valent et sont morphologiquement identiques les unes aux autres, mais les qualités fondamentales sont restées. *L'absorption*, qualité première des épithéliums de la série entodermique, continue à s'effectuer largement au niveau de l'épithélium péritonéal. Le lait, les peptones, les cristalloïdes aseptiques quelconques, le sang aseptique lui-même sont absorbés par le péritoine aussi complètement, aussi rapidement que s'ils avaient été mis en rapport avec une muqueuse d'ordre intestinal. Les expériences de Dubar et Rémy (1) ont démontré l'absorption rapide des liquides albumineux injectés dans la cavité péritonéale du lapin.

Bizzozéro, Golgi, etc., ont pratiqué la transfusion du sang défibriné chez les animaux; Ponfick l'a tentée trois fois chez l'homme; on l'a récemment de nouveau proposée. La lymphe libre de la cavité séreuse, avec ses globules blancs aptes à effectuer, comme l'a montré le professeur Ranvier, des actions digestives, est présente à l'intérieur du péritoine et

(1) *Journ. de l'anat. et de la physiol.*, 1882, p. 60 et 342.

supplée aux actions glandulaires. Toute substance indifférente introduite dans le péritoine est de la sorte remaniée, puis absorbée et jetée dans le torrent circulatoire qui la diffuse, et porte ensuite les déchets aux émonctoires divers. La pénétration est d'autant plus facile qu'entre la cavité du péritoine et le système vasculaire fondamental, celui de la lymphe, existent des communications presque ouvertes, les puits lymphatiques du centre phrénique par exemple, vestiges de cette disposition plus générale des stomates ouverts qui, chez la grenouille, font communiquer la citerne lymphatique rétropéritonéale avec le péritoine, et font de ce dernier un annexe vrai des voies de la lymphe, revêtu comme ces dernières d'un endothélium festonné en feuilles de chêne caractéristique.

Jusqu'ici, l'absorption du corps étranger s'effectue librement et largement sans plus de réaction qu'il ne s'en produit dans la surface intestinale en présence d'un aliment digestible ingéré. Mais si l'on a affaire à un *corps irritant*, les choses se compliquent. Examinons, avec Ranvier, les effets d'une injection de nitrate d'argent à 1 sur 1000, ou de teinture d'iode affaiblie. Les cellules endothéliales sont vulnérées. Certaines meurent, d'autres reviennent à l'état embryonnaire, desquament, deviennent des corps mobiles à mouvements amiboïdes qui se multiplient par scission un grand nombre de fois. Puis l'action de la substance irritante s'étant amoindrie et ensuite épuisée, tout rentre dans l'ordre. Les cellules endothéliales mobilisées se fixent de nouveau, se réadaptent aux fonctions endothéliales. Cependant certaines d'entre elles restent indifférentes et meurent ou bien se fixent sur certains points et y déterminent des édifications anormales. De là les épaississements du péritoine, les taches laiteuses, les fibromes en nappe ou plaques cartilaginiformes de la surface du foie, de la rate, de la paroi abdominale. De là encore les néomembranes qui cloisonnent la cavité après les inflammations subaiguës.

Ces néomembranes ont eu pour charpente des productions adventives tout à fait étrangères, au début, aux formations organisées ; elles ont leurs racines et prennent leurs guides dans les pseudo-membranes formées de fibrine, qui naissent de la transsudation du plasma sanguin à la suite de la chute de l'endothélium. Ces voiles de fibrine, tendus au hasard de la coagulation, ne tardent pas à être pénétrés par les globules blancs de la lymphe, par les cellules endothéliales desquamées et devenues amiboïdes. Aux dépens de ces éléments jeunes, se forment rapidement, au sein de la fibrine, des réseaux vasoformatifs, puis, autour d'eux, du tissu connectif disposé en lames substituées *in situ* aux voiles fibrineux qui lentement se résorbent. Les deux faces de ces lames se revêtent enfin de cellules endothéliales, greffes des cellules filles des endothéliums qui ont desquamé sous l'influence de l'inflammation. Ultérieurement le jeu incessant des globules blancs dans la séreuse fenêtrera ces productions néomembraneuses, les réduira à des dentelles dont les fils se rompront par les mouvements de l'intestin. La libération des synéchies sera opérée et il ne restera qu'un épaississement des parois là où primitivement les lames néoformées prenaient leurs racines. Tel est, brièvement tracé, le tableau de l'*inflammation péritonéale simple*, mode de réaction naturel du péritoine en présence d'un corps simplement irritant et diffusé à sa surface.

Le péritoine réagit tout autrement dans les péritonites que l'on pourrait nommer *péritonites par répar-*

tition. Il s'agit ici de corps *irritants divisibles* et *subdivisibles*, tels que les gouttelettes d'une émulsion d'huile de croton, tels que les grains de lycopode ou de poivre de Cayenne porphyrisé employés par H. Martin pour faire des tuberculoses expérimentales et fausses. Les cellules endothéliales multipliées et devenues amiboïdes d'une part, les cellules errantes de la lymphe, d'autre part, saisissent ces particules, les transportent, les greffent çà et là et chaque greffe devient le point de départ d'une petite édification réactionnelle nodulaire. C'est le tubercule expérimental aboutissant à la nodosité fibreuse de Bayle. C'est le nodule inflammatoire pigmenté d'Andral, vestige si fréquent des processus péritonéaux purement inflammatoires et entièrement évolués. Entre ces lésions réactionnelles, semées au hasard par les éléments migrateurs, la séreuse réagit comme dans l'inflammation simple, créant des néomembranes en nappes. Que la graine semée soit fertile, comme dans le tubercule qui dissémine des parasites, comme dans le cancer qui distribue des gemmes, et nous aurons la réaction lente, subaiguë du péritoine à l'encontre des nodosités réparties au hasard. Ainsi se créeront des lésions mixtes sans aucune régularité dans leur ordonnance, typiques cliniquement. Voilà pour la façon de réagir du péritoine en présence des disséminations nodulaires. Ici l'anatomie de la séreuse s'accuse. Il ne s'agit plus de réaction diffuse, ni d'absorption pure et simple. Le péritoine agit comme une vaste cavité, non de nature intestinale, mais bien lymphatique. La propagation extérieure des lésions produites se fait également par les chemins lymphatiques.

Mais quand en vertu d'une *effraction subite*, le péritoine, partie intégrante du milieu intérieur, est mis en communication sans réserve avec le milieu extérieur, un ordre tout nouveau d'accidents surgit. L'intestin, la vessie, les voies biliaires, la rate et les glandes lymphatiques, dans les conditions où elles se rompent, sont souvent des foyers infectés. Le fait est constant pour l'urine, les matières fécales. Bienstock a démontré dans celles-ci cinq microbes dont un nettement pyogène. Non-seulement les parasites y pullulent, mais les sucs même normaux, contenus dans ces parties, sont partiellement toxiques. Les divers liquides de l'économie n'ont pas la même action phlogogène sur le péritoine. Le sang normal est peu irritant, celui des règles le serait davantage. La bile n'agit vivement qu'en assez grande quantité; l'urine n'est pas fatalement mortelle; les matières fécales sont très dangereuses. Il semble cependant d'après certaines expériences que si ces produits sont soustraits rapidement du contact de la séreuse péritonéale ou fortement dilués, leur action soit beaucoup moins redoutable que dans les conditions opposées. Quoi qu'il en soit, une fois introduits dans le péritoine, les propriétés d'absorption se manifestent.

Les corpuscules tactiles (mésentère) ou les terminaisons nerveuses simples de la séreuse, les centres périphériques moteurs ou sensitifs qui lui sont subjacents, entrent en jeu sous l'influence des irritants; le péritonisme, effet premier de l'exposition du péritoine, exerce ses effets. On a remarqué depuis longtemps la différence réactionnelle du péritoine viscéral et du péritoine pariétal. Les inflammations du premier sont plus graves que celles du second. Cela tient à la constitution particulière des diverses parties de la séreuse. Sur l'intestin où l'endothélium existe seul, l'absorption et l'altération sont plus rapides que vers la paroi abdominale où l'endothélium est doublé d'une couche lamineuse plus ou moins épaisse. Cette opinion soutenue par le prof. Richet (1) est parfaitement autorisée. Elle cadre bien avec ce que l'on sait au point de vue chirurgical. En même temps les parasites pyogènes commencent leur œuvre. Aux effets ordinaires de l'inflammation s'ajoute l'action des germes sur les cellules lymphatiques ou péritonéales desquamées ; ces cellules meurent et le pus se produit au milieu des efforts de la réaction et de défense du péritoine, au sein des productions pseudo-membraneuses, des colonnes nodulaires, des phénomènes concomitants de vascularisation. Dès lors la lutte réactionnelle qui s'établit n'a plus d'issue certaine. La victoire n'est même plus assurée à l'organisme quand, par un rempart de pseudo-membranes, il a isolé les uns des autres les foyers purulents. Ceux-ci ont des effets secondaires variables suivant la nature des germes producteurs, du terrain sur lequel ils ont été jetés, suivant la thérapeutique mise en œuvre contre eux. La mort est la conséquence habituelle des suppurations généralisées si l'intervention chirurgicale ne se manifeste de bonne heure. Quand les microbes pyogènes ont pénétré en nombre par la trompe ou une ouverture anormale, plaie cutanée ou utérine, ulcération ou rupture viscérale, la réaction péritonéale est tumultueuse; elle aboutit ordinairement à la mort. La nature n'a pas prévu que la barrière établie entre le milieu extérieur et la cavité viscérale pouvait être franchie par effraction. Celle-ci produite, la chute de l'organisme survient quelquefois par intoxication véritable, souvent par sidération nerveuse. C'est le fait habituel de la péri-

(1) *Anat. méd. hir.*, 1877, p. 703.

tonite par perforation ou rupture viscérale. Le chirurgien pourra-t-il lutter par une intervention rapide? Nous le verrons.

La réaction ne se montre même pas quand la péritonite purulente est non par accident initial, par effraction ou migration des agents pathogènes, mais constitue une simple détermination d'une infection plus générale. Une accouchée présente les symptômes généraux de l'infection puerpérale avec sa fièvre pseudo-intermittente, parfois son endocardite infectieuse, alors que l'endométrite, origine du mal, a cessé d'exister; au bout d'un certain temps, le ventre se ballonne, devient fluctuant, reste indolent néanmoins et on le trouve rempli de pus à l'autopsie. Ici, à peine réaction de la paroi; pas de péritonisme, peu ou point de fausses membranes dans le grand bassin gorgé de pus lié. C'est l'abcès métastatique péritonéal, détermination large, mais au fond simple détermination, d'un état général souvent irremédiable, et pour laquelle la thérapeutique ne peut presque rien.

Telle est l'aptitude du péritoine à réagir. Réactions simples et aseptiques, localisées ou généralisées; réactions contre les lésions disséminées et nodulaires dont la péritonite tuberculeuse des divers ordres est le type majeur; réactions contre les lésions infectieuses primitivement péritonéales; réactions nulles ou presque nulles contre les déterminations péritonéales secondaires, symptomatiques des septicémies et pyémies. Ainsi s'échelonnent la régularité et l'efficacité des processus défensifs, la gravité du mal, la difficulté constante du traitement chirurgical dans les inflammations des divers ordres dont nous avons à discuter la thérapeutique armée. Nous aurions pu, à la rigueur, établir nos divisions dans cet ordre élevé. Notre étude aurait eu plus de vigueur. Elle aurait toutefois perdu en simplicité ce qu'elle aurait gagné en force. Nous préférons donc le modeste plan proposé dans notre introduction. Il nous a paru, réflexions faites, plus conforme aux besoins de la pratique chirurgicale.

HISTORIQUE

L'histoire du traitement chirurgical de la péritonite se rattache, dans une certaine mesure, à celle de l'intervention opératoire sur les séreuses en général. Les mêmes craintes, motivées par les mêmes accidents redoutables, ont comprimé jusqu'à notre époque l'essor de cette partie de la chirurgie. Le péritoine, à cause de sa grande étendue, de son infection facile, de ses propriétés absorbantes considérables, inspirait aux opérateurs une légitime terreur. Ils ne portaient le bistouri sur lui que la main absolument forcée et lorsqu'une localisation morbide manifeste réduisait au minimum les dangers de leur intervention.

L'application de la méthode antiseptique, en conjurant progressivement presque tous les dangers des opérations sur les séreuses, a modifié profondément la question qui nous occupe. On peut dire sans exagération qu'elle la transforme d'une manière complète. Tenant compte de l'évolution radicale imprimée par l'antisepsie à la chirurgie abdominale en général, à la thérapeutique des inflammations péritonéales, en particulier, nous diviserons l'étude actuelle en deux parties : 1° jusqu'à l'antisepsie ; 2 depuis l'antisepsie. La première ira des temps anciens à ces dernières années. Elle présente plusieurs périodes. La seconde, toute récente, embrasse seulement les vingt années qui viennent de s'écouler. On conçoit que nous ne cherchions pas à préciser davantage et que nous suivions, dans notre exposé, l'ordre chronologique.

Avant l'antisepsie. — Il est d'usage dans les questions historiques de chercher à remonter jusqu'à Hippocrate, c'est-à-dire jusqu'à l'avènement de la médecine scientifique. Cette coutume est trop respectable et souvent trop fructueuse pour que nous ne l'ayons pas suivie. Malgré de nombreuses recherches bibliographiques, nous n'avons pu cependant glaner que peu de chose dans la période chirurgicale ancienne.

Soranus d'Éphèse le premier des cinq ou six médecins qui portent ce nom, paraît être le premier qui ait écrit, en termes précis, sur le traitement opératoire de l'empyème abdominal.

Voici ce qu'il dit, d'après Peyrilhe (1) :

« Lorsque l'épanchement s'est fait entre le péritoine et les intestins, soit que l'abcès ait son siège dans le foie ou ailleurs, on se demande comment s'échappera le pus? Pénétrera-t-il par les voies étroites de la vessie ou s'insinuera-t-il dans les intestins et par conséquent sera-t-il rendu par le rectum ou par l'urèthre? Ou bien croit-on plus facile d'en procurer la sortie par une incision faite aux aines, opération qu'Erasistrate a démontrée possible? Il paraît donc que la chirurgie offre un moyen commode de donner issue au pus, consistant en une incision faite au péritoine, selon la direction de l'aine par laquelle le liquide corrompu s'échappe, entraîné par son propre poids. Alors le traitement n'a rien de particulier car la membrane du péritoine se cicatrise aisément. Ainsi l'on rend la santé au

(1) *Histoire de la chir.*, 1780, t. II, p. 249.

malade, sans aucun danger, comme on peut l'inférer de la paracentèse pratiquée pour l'hydropisie et de l'opération de la hernie. »

Plus tard les chirurgiens sont généralement muets sur notre sujet. Il semble que les cataplasmes et les onguents maturatifs tiennent lieu, dans tous les cas, du bistouri. Les préceptes d'Erasistrate et de Soranus sont restés lettre morte. L'ouverture du péritoine est considérée comme étant d'une gravité incompatible avec la thérapeutique des affections abdominales les plus redoutables. Il faut arriver jusqu'en 1700 pour voir un chirurgien conseiller l'ouverture de la grande séreuse péritonéale. Il s'agit du traitement de l'iléus; mais, comme la péritonite en est la compagne habituelle, nous croyons devoir citer ce qu'en disait Bonet (1) il y a presque deux siècles.

« Mediis ordinariis nihil efficientibus, cucurbitula magna sine scarificatione sæpius pati dolenti appari potest, atque iterum auferri ; annon etiam præstaret *facta dissectione* musculorum et *peritonei*, digitis susceptum intestinum extrahere quam certæ morti ægrum committere ? »

Malgré la forme interrogative employée par Bonet, on reconnaît en lui une énergie, une décision thérapeutiques qui font défaut à ses prédécesseurs et qu'on ne retrouve pas toujours même dans la suite.

Vacher (2, rapporte, en 1737, une observation de péritonite enkystée produite à la région épigastrique par un coup d'épée. L'état du sujet paraissait désespéré, on pratiqua l'ouverture de la tumeur et il en sortit trois chopines de sang noir, grumelleux, de fort mauvaise odeur. La guérison fut d'ailleurs complète.

(1) *Sepulchretum*, 1700, p. 228, § 11.
(2) *Encyclop. des sc. méd.*, 1836, t. I, p. 442.

Il faut dès lors arriver jusqu'au XVIIIe siècle pour trouver exprimées de nouvelles tentatives opératoires sur le péritoine et ses inflammations. Herlin (1), vers 1767, ayant observé les graves accidents consécutifs à l'épanchement de bile dans la grande séreuse abdominale, crut en trouver la cause dans la concentration même du liquide et entreprit de le démontrer. Il détermina, sur un chat, un épanchement de bile dans le ventre en piquant la vésicule du fiel, puis il pratiqua des injections d'eau tiède dans le péritoine. L'animal guérit complètement. J.-L. Petit ne voulait pas y croire. Herlin répéta l'expérience devant lui. L'Anglas, puis Duchainois obtinrent des résultats analogues sur des chiens. Ces essais ont une portée considérable et témoignent, chez leur auteur, d'un esprit ingénieux.

Plus tard, en 1846, dans un pli cacheté qu'il fit ouvrir à l'Académie de médecine en 1858, J. Guérin recommanda la pratique expérimentale d'Herlin.

Quelque temps avant Herlin, vers 1735, Petit le fils (2) avait étudié les péritonites enkystées d'origine traumatique. Il cite, au début de son travail, l'observation d'un soldat qui avait reçu un coup d'épée au-dessous de l'appendice xiphoïde. Deux jours après, le chirurgien d'Argeat vit une tumeur. Il l'ouvrit et, dit-il, aussitôt que le péritoine fut ouvert, il sortit au moins trois chopines de sang noir très fluide, qui semblait délayé par de la sérosité. Le blessé guérit en 30 jours.

Dans une seconde observation, il est question d'un autre soldat qui avait reçu un coup d'épée au-dessus de l'ombilic. Petit fit, le 13e jour, une incision au-

(1) Cité par Netter. *Rev. méd. de l'Est.*, 1875, p. 41.
(2) *Mém. Ac. chir.*, 1743-53, t. I, p. 237 et t. II, p. 92.

dessus de l'épine iliaque antéro-supérieure et, ajoute-t-il, sitôt que *le péritoine fut ouvert*, il sortit un liquide analogue au précédent.

Petit préconisait naturellement l'ouverture de ces foyers intra-péritonéaux à travers la paroi abdominale.

Garengeot (1), qui vivait vers la même époque, soutenait que les fluides épanchés dans le ventre ont une tendance naturelle à se porter à la partie antéro-inférieure du péritoine et qu'ils s'y cantonnent définitivement. Il est d'avis, comme Petit, de leur donner issue.

Plus tard, Ravaton (2) consacre un long chapitre aux abcès du bas-ventre.

« S'il se forme, dit-il, un dépôt vers la circonférence du bas-ventre, ce qui est annoncé par la douleur fixe, par l'élévation des enveloppes externes,... après mûre délibération, le chirurgien pince la peau qui couvre la tumeur, la fait pincer du côté opposé et fait dessus une incision d'environ quatre pouces ; il coupe ensuite les muscles selon la rectitude de leurs fibres extérieurse, avec les mêmes précautions que lorsqu'on fait l'empyème, ayant soin, avant d'ouvrir le péritoine, de s'assurer de l'existence de la fluctuation de la matière, en portant le doigt au fond de la plaie. Ce dépôt reconnu, on plonge la pointe du bistouri dedans, et on donne issue à la matière, en faisant pencher le blessé pour faciliter sa sortie. On place en premier appareil un séton de linge fin entre les lèvres de la plaie, y compris le péritoine... »

Deux ans après, dans les mémoires de l'Académie

(1) *Traité des opérat. de chir.*, 1748, t. I, p. 386.

(2) *Pratique moderne de la chirurgie*, Paris, 1776, t. II, liv. V, p. 201.

de chirurgie, David (1), à propos des hydropisies enkystées du bas-ventre, disait : « Si, parmi l'eau que forme une hydropisie, soit qu'elle constitue une ascite ou une hydropisie enkystée, on rencontre une certaine quantité de matière purulente, il faudra non-seulement procurer la sortie soit du pus, soit des eaux, mais encore tâcher de déterger et de cicatriser l'ulcération des parties qui fournissent l'humeur purulente. Pour remplir ces indications, on fera avec un trois quarts cannelé la ponction sur le lieu qui paraîtra le plus convenable pour l'évacuation des matières ; ou ce lieu est indiqué par la nature et alors il n'y a pas de choix à faire ; ou bien le chirurgien peut le choisir, et dans ce cas il fera la ponction au-dessus du pubis et à côté de la ligne blanche, si l'épanchement du pus dans l'abdomen n'est pas contenu dans un sac ; cette méthode a réussi à M. Petit fils ; ou enfin on pratiquera l'opération de la paracentèse de la manière et au lieu accoutumés. Lorsque la plus grande partie des eaux et du pus aura été évacuée, on introduira, par le moyen de la cannelure du trois quarts, un bistouri dans la capacité du bas-ventre ou dans le sac, et on fera une incision convenable ; cette incision faite, soit le pus, soit les eaux, s'écouleront journellement et avec facilité et on pourra faire dans l'abdomen ou dans le kyste des injections propres à réveiller le ton des parties macérées, pour ainsi dire, par le séjour des eaux, afin de déterger les parties ulcérées....... Pendant tout le traitement, on laissera dans l'ouverture une tente chargée de digestif et liée avec un fil tenu au dehors ».

Des indications sur le pansement viennent ensuite.

(1) *Prix de l'Ac. de chir.*, 1778, t. X, p. 81.

Enfin il renvoie au mémoire de Petit le fils, pour le traitement de toute autre collection purulente dans le bas-ventre.

Quelques pages avant, David (1) écrivait encore : « S'il y a une collection de pus dans la capacité de l'abdomen, soit qu'il soit contenu dans un kyste, soit qu'il y forme épanchement, on peut l'en tirer par une *incision* faite aux muscles et *au péritoine* ». Ailleurs encore (2) : « Si au contraire, le pus provenant de la rupture d'un abcès du foie se répand dans le ventre, on peut tenter l'*ouverture de l'abdomen* au-dessus du pubis, proposée et pratiquée avec succès par M. Petit fils, dans les cas d'épanchement ou de pus dans le bas-ventre ».

Nous avons tenu à citer textuellement plusieurs passages du mémoire de David, car non-seulement il nous donne avec précision plusieurs indications opératoires dans les péritonites localisées, mais encore il nous en indique avec détails le modus faciendi.

Nous ne ferons que mentionner une intervention au trocart faite par Pelletan et décrite dans sa clinique chirurgicale, en 1810.

Jobert (de Lamballe) écrivait, en 1836, une thèse dans laquelle il aborde assez nettement le traitement des collections de sang et de pus dans l'abdomen. Pour lui, quand les épanchements sanguins déterminent des troubles locaux et généraux, c'est-à-dire des phénomènes sérieux de péritonite, il vaut mieux se servir du bistouri que du trocart. On peut, comme le veut Larrey, inciser la tumeur péritonéale de manière que les incisions superficielles et profondes ne se correspondent pas. On évite ainsi l'entrée de

(1) *Loc. cit.*, p. 42.

(2) *Loc. cit.*, p. 73.

l'air dans la plaie. Toutefois, comme on exagère l'action nocive de ce dernier, il vaut mieux, d'après l'auteur, ouvrir la tumeur sanguine largement, profondément, sans dépasser cependant l'étendue des adhérences. Si l'écoulement ultérieur est trop abondant, des lavages détersifs pourront être pratiqués.

En ce qui concerne les épanchements de pus, Jobert (de Lamballe) (1) disait : « On doit éviter l'épanchement du pus dans l'abdomen, mais une fois que cet épanchement a lieu, il faut combattre la péritonite. Cependant comme tous les cas observés jusqu'alors ont été mortels, pourrait-on, s'il n'y aucun doute sur l'existence de l'épanchement, inciser les parois de l'abdomen dans le point qui était le siège de l'inflammation, et injecter de l'eau à la température du sang, pour diminuer l'influence funeste de la présence du pus? Je ne me permettrai pas de résoudre actuellement la question grave que je soulève et je me garderai même de conclure en sa faveur d'un seul cas que j'ai observé chez un homme qui, atteint d'une plaie au foie, était en proie à toute la violence d'une péritonite intense. L'injection d'eau à la température du sang calma heureusement les accidents. L'inflammation, modérée alors, permit à un trajet fistuleux de s'établir et à la bile de s'écouler par la fistule jusqu'à complète guérison. »

Voici comment Chomel (2) en 1841, considérait la question :

« Il n'est pas impossible que la quantité de liquide exhalé dans le péritoine finisse par être assez considérable pour que l'opération de la paracentèse puisse devenir chirurgicalement praticable, surtout dans la

(1) *Thèse de concours*, 1836, p. 45.

(2) *Art. Péritonite du Dict. en 30 vol.*, 1841, t. XXIII, p. 589.

péritonite puerpérale, mais je ne sache pas que cette opération ait été faite dans la péritonite aiguë et je ne prévois pas quelles circonstances impérieuses pourraient mettre le médecin dans la nécessité de recourir à une opération contre-indiquée par la nature actuellement inflammatoire de la maladie et par la grande étendue de la séreuse abdominale. On a bien cité, à la vérité, quelques cas dans lesquels, à la suite de péritonite puerpérale, en particulier, des ouvertures survenues spontanément aux parois abdominales avaient donné lieu à l'écoulement d'une matière purulente ou laiteuse, et où cet écoulement spontané aurait été suivi d'abord d'un soulagement sensible puis d'une guérison complète. On a rapporté même plusieurs faits dans lesquels la ponction du ventre, pratiquée dans les mêmes conditions, aurait été suivie du même succès ». Malgré le doute qui ressort de ce qui précède relativement à l'utilité d'une intervention chirurgicale, Chomel admet comme règle générale que, dans la péritonite, comme dans la pleurésie, c'est seulement après que la période inflammatoire est passée et qu'un épanchement abondant a résisté aux moyens ordinaires, qu'on peut penser à donner une issue au liquide par une opération chirurgicale.

Quant à l'intervention dans la péritonite localisée, Chomel accepte les vues indiquées par Petit, David, etc. Si l'abcès proémine vers les téguments ou tend à s'ouvrir à l'extérieur, il l'ouvre avec le bistouri ou les caustiques.

C'est la première fois que nous voyons discuter l'intervention chirurgicale dans les péritonites diffuses. Jusqu'à Chomel, il n'avait été question que du traitement des péritonites localisées; aussi avons-nous cru bien faire en citant longuement cet auteur.

Nous avons dit plus haut que J. Guérin (1) avait conseillé la même pratique qu'Herlin. Voici ce qu'il disait dans un pli cacheté déposé par lui à l'Académie des Sciences, en 1846, à propos de la péritonite puerpérale généralisée.

« Les indications consécutives consistent à débarrasser la cavité péritonéale de la matière purulente épanchée. Dans ce but....., on aura recours à l'opération suivante. On pénétrera dans la cavité péritonéale au moyen d'une ponction sous-cutanée pratiquée au-dessus du pubis, au niveau de la ligne blanche et au-devant de l'utérus gonflé.

On fera par la canule du trocart à robinet une injection copieuse d'eau tiède, puis on retirera par la même voie et au moyen de la pompe aspirante, le liquide purulent lavé par l'eau injectée. On retirera l'injection et le lavage du pus péritonéal jusqu'à ce que le liquide extrait ait perdu tout caractère purulent. Le moment opportun, l'*occasio præceps* pour cette opération, est le moment où le ventre commence à se développer, à se météoriser. »

Dans la dernière période qui précède l'apparition de la méthode antiseptique, nous trouvons quelques mémoires qui touchent plus ou moins à notre étude. Nous ne mentionnerons que la thèse de Segond-Féréol (2) et un travail sommaire de Marten (3). Tous deux sont intéressants et nous conduisent naturellement à la seconde partie de cet aperçu historique.

Segond-Féréol, en 1859, s'occupe de la péritonite purulente plus ou moins enkystée. Il recommande

(1) *Bull. Act. méd.*, 1858, t. XXIII, p. 823, cité textuellement dans disc. sur la fièvre puerpérale par Depaul, *eod loco*, p. 807.

(2) *Thèse de Paris*, 1859, n. 93.

(3) *Virchow's Arch.*, 1861, t. XX, p. 530.

tout d'abord l'expectation, mais il ne tarde pas à revenir à une action plus énergique. Dans le cas, dit-il, où le pus ne peut s'échapper au dehors, laissera-t-on mourir le malade? N'aura-t-on pas quelque regret quand, à l'autopsie, on trouvera le pus péritonéal comme enkysté au milieu des adhérences et qu'il eût suffi de donner issue au liquide purulent pour obtenir une guérison complète? Puis tout aussitôt, comme effrayé de son audace thérapeutique, il fait de formelles restrictions opératoires : il faudra n'agir qu'avec beaucoup de prudence, à toute extrémité et seulement dans les cas où la nature aide énergiquement à la guérison et où celle-ci est probable.

Segond-Féréol songe aux péritonites généralisées, mais pour le traitement des formes enkystées, il est presque en retard sur Chomel et sur Jobert.

Marten, dans un travail intitulé « Traitement chirurgical de la péritonite », préconise une action plus énergique. Il se demande même si, dans quelques péritonites par perforation pathologique, le bistouri ne vaudrait pas mieux que le classique opium.

Depuis l'antisepsie (1). — Depuis l'avènement de la méthode antiseptique, la gravité des opérations abdominales diminuant progressivement et avec rapidité, les chirurgiens ont été plus audacieux au point de vue thérapeutique et ont tenté un assez grand nombre de fois le traitement de la péritonite. Les formes localisées ont été attaquées couramment au bistouri et nous n'avons nul besoin d'insister sur ce point. Les formes généralisées ou mal localisées ont

(1) Je comprends ici l'antiseptie dans un sens extrêmement large, c'est-à-dire embrassant toutes les méthodes opératoires qui se préoccupent d'empêcher l'infection des plaies par les germes extérieurs : aseptie et antiseptie proprement dite.

été traitées plus rarement, mais le nombre des opérations s'accroît de jour en jour. C'est en Angleterre, en Amérique, en Allemagne qu'on est surtout entré dans cette voie. Les chirurgiens français, plus réservés, n'ont opéré des péritonites généralisées que dans certaines conditions spéciales, après la rupture, la gangrène d'un kyste de l'ovaire ou après des blessures viscérales. Dans les péritonites purulentes l'intervention a été, sauf quelques exceptions, restreinte aux ponctions, au drainage et à quelques incisions.

Dès 1865, Keith (1) opère un kyste de l'ovaire en pleine péritonite et guérit son malade; de nouveaux faits sont successivement publiés depuis ; ils se comptent aujourd'hui presque par centaines.

Kaiser (2), en 1876, relate, dans un court mémoire, plusieurs cas de péritonites purulentes simples ou puerpérales chez lesquelles l'intervention chirurgicale a donné de bons résultats. Il recommande une intervention énergique dans les circonstances analogues.

Encouragés graduellement par ces succès, encouragés aussi par l'innocuité de plus en plus grande de la laparotomie, les chirurgiens attaquent plus franchement des péritonites purulentes, puerpérales et mêmes tuberculeuses. Ajoutons toutefois que l'intervention, dans ces dernières, a été l'effet, en général, d'une erreur de diagnostic. Il serait trop long d'énumérer toutes les observations publiées dans ces dernières années. Disons seulement que Lawson Tait a opéré plus de 40 péritonites de tout ordre, qu'en France, en Suisse, en Allemagne, en Amérique, en Angleterre, en Italie, de nouveaux faits surgissent

(1) *The Lancet*, 1865, t. II, p. 36.
(2) *Deutsche Arch. f. Klin. med.*, 1876, t. XVII, p. 74.

journellement. La péritonite puerpérale a été opérée plusieurs fois; la péritonite traumatique est nettement traitée, dans les circonstances favorables, depuis les travaux de Vincent, ceux de Bouilly, Chavasse, etc.; la péritonite purulente, depuis plusieurs années déjà, a été opérée par le prof. Lannelongue; enfin la laparotomie, dans la péritonite même tuberculeuse, a donné des résultats encourageants. La thérapeutique chirurgicale de la péritonite est une question à l'ordre du jour.

Un aperçu de ces vues nouvelles est exposé dans la thèse de Dupaquier (1).

Dans un mémoire tout récent, Kronlein (2), avec trois observations personnelles, expose les mêmes opinions thérapeutiques.

Tandis enfin que, jusqu'à ces dernières années, la péritonite, dans les affections abdominales, était considérée comme une contre-indication opératoire, aujourd'hui elle tend graduellement à être traitée elle-même et d'une façon générale par l'instrument tranchant. M. Lawson Tait (de Birmingham), dans une lettre qu'il nous faisait l'honneur de nous écrire à ce sujet et sur notre demande, nous dit textuellement : « Toutes les fois que je suis en présence d'une péritonite localisée ou généralisée, quelle qu'en soit la cause, j'ouvre et je me conduis selon les données fournies par l'examen direct. La péritonite est, dans les affections abdominales, la plus puissante des indications opératoires ».

Cette formule énergique ne sera pas acceptée sans quelques restrictions, mais elle donne la note juste

(1) *Th. de Paris*, 1885, n. 233.
(2) *Arch. f. Kl. chir.*, 1886 t.XXXIII p. 507.

des tendances actuelles dans le traitement chirurgical de la péritonite.

Tel est l'exposé sommaire de l'évolution subie par la thérapeutique opératoire dans la question qui nous occupe. Si nous jetons maintenant sur elle un coup d'œil rétrospectif sur notre historique nous pouvons considérer plusieurs périodes.

1° Dans la *période ancienne*, la crainte des accidents péritonéaux consécutifs à l'ouverture de la séreuse abdominale retient généralement la main des chirurgiens, soit dans le traitement des péritonites localisées, soit dans celui des péritonites généralisées;

2° Dans la *période moderne*, les péritonites localisées sont seules traitées. Certains chirurgiens font même de sérieuses réserves au point de vue de l'intervention;

3° Dans la *période contemporaine*, on traite fréquemment les péritonites enkystées et l'on se demande si le traitement opératoire ne conviendrait pas à certaines péritonites diffuses ou mal localisées;

4° Enfin, depuis quelques années on ne conteste même plus l'utilité générale de l'intervention dans certaines péritonites purulentes enkystées; quant à la thérapeutique chirurgicale dans la péritonite purulente généralisée, puerpérale ou autre, elle s'affirme progressivement et par des faits chaque jour plus nombreux. Les résultats obtenus deviennent satisfaisants. Tout fait prévoir qu'en dehors de certaines exagérations, en évitant certains débordements opératoires, nous serons bientôt en possession d'une méthode thérapeutique qui permettra de comprendre la guérison de certaines péritonites purulentes parmi les conquêtes de la chirurgie contemporaine.

PREMIÈRE PARTIE

Péritonites traumatiques.

CHAPITRE Ier

PÉRITONITE POST-OPÉRATOIRE OU CHIRURGICALE

Elle est beaucoup moins fréquente que ne porterait à le croire la multiplicité des opérations pratiquées sur l'abdomen. Rendue plus rare par l'application de l'antisepsie, elle fait souvent défaut alors même que la mort est la conséquence de l'intervention chirurgicale. La péritonite post-opératoire ne saurait être combattue par une nouvelle action chirurgicale que lorsqu'elle détermine la production d'une collection sanieuse ou purulente entraînant une septicémie générale menaçante.

Nous ne pouvons passer en revue les péritonites consécutives aux opérations diverses pratiquées sur la cavité abdominale. Que l'inflammation péritonéale soit causée par infection directe de la plaie opératoire ou qu'elle soit déterminée par l'issue dans l'abdomen du sang, de la bile, de l'urine ou des matières fécaloïdes; que l'infection, en un mot, soit de cause intérieure ou extérieure, peu nous importe. Le chirurgien se préoccupe exclusivement de parer aux accidents péritonéaux qui menacent son opéré.

Nous avons dit plus haut que l'intervention chirurgicale n'avait sa raison d'être que dans la péritonite avec épanchement. Ajoutons qu'elle n'est véritablement utile que dans les formes plus ou moins localisées et à marche peu rapide. Dans ces conditions, les indications opératoires étant fournies par les frissons, la fièvre, un état général grave, les chirurgiens actuels s'efforcent de donner issue aux liquides infectieux et obtiennent quelquefois d'excellents résultats. Telle est la pratique de Keith, Spencer Wells, Kœberlé, Freund, etc. Dans les péritonites à début rapide et où un examen attentif faisait croire à de la rétention septique dans la cavité abdominale, les chirurgiens ont employé diverses manœuvres. Tantôt ils ont séparé la partie inférieure des lèvres de la plaie opératoire et drainé par cette ouverture; tantôt ils ont incisé et drainé le cul-de-sac vaginal postérieur; tantôt enfin le drainage a été institué à la fois par le vagin et par l'abdomen. Des lavages antiseptiques, pratiqués avec soin, ont pu dès lors entraîner les produits septiques dont la résorption menaçait l'opéré. Cette conduite thérapeutique énergique a sauvé plus d'un malade et mérite d'être parfaitement connue.

Netter propose simplement de diluer les produits septiques en injectant dans le péritoine de l'eau tiède.

Les indications de cette intervention chirurgicale sont difficiles à poser ; elles sont mêmes quelquefois délicates à saisir. Après l'ovariotomie, par exemple, la péritonite n'a pas des allures franches. Ainsi que le remarque M. Terrillon (1), cette péritonite ne s'accompagne pas de son cortège habituel. Elle débute sans orage. Pas de vomissements considérables, pas de douleurs violentes, pas d'anxiété marquée. Un tympanisme rapide est le symp-

(1) *Bull. thérap.*, 1884, t. CVI, p. 175.

tôme le plus fréquent. Certes le chirurgien reconnaîtra toujours le début de la péritonite, mais il se trouvera impuissant dans ces formes sèches, diffuses, dont les seules manifestations symptomatiques sont celles d'une septicémie générale jusqu'ici au-dessus des ressources de l'art. Par contre, on sera autorisé à agir rapidement, par une ouverture large, le drainage, etc., en présence de collections septiques intrapéritonéales. Le prof. Herrgott (de Nancy) (1), à la suite de la lecture d'un fait de M. Kœberlé, se déclarait nettement partisan de cette intervention. Celle-ci d'ailleurs a fourni, en l'espèce, les meilleurs résultats.

Observation I. — Kœberlé. *Gaz. méd. Strasbourg*, 1867, p. 43. — Péritonite en apparence mortelle et consécutive à une ovariotomie. Le lendemain, on remarque dans le flanc droit, une matité de la largeur de la paume de la main. Incision immédiate au centre de la zone mate, ouverture du péritoine. Il s'écoule environ 150 grammes de sérosité rougeâtre analogue à celle que l'on observe dans la péritonite récente. Amélioration immédiate. Le lendemain, état excellent. Guérison.

Antonio Ceci (2) après une ablation de la rate, a vu survenir une péritonite purulente. Des lavages intra-abdominaux avec le phéno-sulfure de zinc au centième en ont eu facilement raison. Le malade est actuellement en voie de guérison.

(1) *Gaz. méd. de Strasbourg*, 1867, p. 31.
(2) *Communication écrite.*

CHAPITRE II

PÉRITONITE TRAUMATIQUE

La péritonite traumatique présente fréquemment la forme généralisée, diffuse. Elle est cependant quelquefois localisée. A peu près constamment sous l'influence d'une lésion viscérale, elle peut en être indépendante. Enfin la paroi abdominale est tantôt le siège d'une plaie pénétrante, tantôt celui d'une simple contusion. Nous aurions donc une foule de divisions à établir si nous voulions tenir compte de ces différentes conditions pathologiques.

Considérant toutefois que le traitement est nettement influencé par le seul état des viscères abdominaux, nous étudierons la péritonite sans lésions viscérales d'une part et la péritonite avec lésions viscérales, d'autre part.

§ 1. — *Péritonites sans lésions viscérales*

C'est une variété rare. Lorsqu'elle se présente, on est porté à supposer quelque blessure des organes abdominaux. Les autopsies ont cependant démontré la réalité de cette péritonite. Il est même permis d'établir deux états bien distincts. Dans le premier, la paroi abdominale est intacte ou à peine contusionnée; dans le second, il existe une plaie pénétrante de la cavité péritonéale. Nous ne connaissons pas, dans la première catégorie, de fait où l'on soit intervenu chirurgicalement.

Villemin (1), dans une thèse inspirée par Laveran, conseille l'abstention en dehors de tout épanchement et, en présence de ce dernier, une ponction évacuatrice.

Nous indiquerons seulement la possibilité d'un traitement armé qui serait commandé par un état général et local graves et surtout par la probabilité de lésions viscérales. Relativement aux faits de la seconde catégorie, c'est-à-dire à ceux de plaie pénétrante sans lésions des organes intra-abdominaux, nous ne ferons que mentionner deux faits de Ravaton (2), car il existait probablement une piqûre gastrique ou intestinale. Il s'agit d'une part, d'un soldat qui reçut un coup d'épée vers la région épigastrique et qu'on guérit par dilatation de la plaie et lavages; d'autre part, d'un soldat qui fut blessé d'un coup de sabre vers l'ombilic et guérit par le même traitement. La péritonite était d'ailleurs localisée. Nous relaterons seulement une observation de Vacher assez analogue à ces dernières et une autre de M. Lannelongue. Celle-ci se rapporte à une péritonite généralisée et paraît assez démonstrative.

Obs. II. — Vacher. *Encyclop. de méd.*, 1836, t. I, p. 442. — Un soldat de 23 ans reçoit, le 23 juin 1733, un coup d'épée à un pouce au-dessous et à gauche de l'appendice xiphoïde. Le lendemain réaction inflammatoire vive du côté du ventre. Vers le cinquième jour, amendement symptomatique notable; le quinzième jour, fièvre, respiration gênée, tension vers l'hypogastre. Le lendemain, le péril étant très grand, on décida, après discussion sérieuse, d'ouvrir l'abdomen. Une incision fut faite à l'endroit le plus saillant de la tumeur et il sortit trois chopines de liquide de sang noir, grumelleux, de fort

(1) *Thèse de Paris*, 1877, n. 158, p. 68.
(2) *Chirurgie des armées*, 1768, p. 492 et 498.

mauvaise odeur. Mèche ; écoulement pendant plusieurs jours. Sort le 1er septembre complètement guéri et va rejoindre à pied son régiment à Colmar.

Obs. III. — Lannelongue. In. *Dupaquier. Thèse de Paris*, 1885, n° 223. — Le 31 décembre 1884, M. Lannelongue voit un enfant qui présente une plaie épigastrique de trois doigts faite par une chute sur du verre. On avait mis cinq sutures, mais on dut les enlever, car il sortait du pus par la plaie. Avec le doigt, on sentait le foie, l'estomac, le cœur. Le chirurgien débride le péritoine et retire des caillots ; la pression fait sourdre un liquide rougeâtre. Drain volumineux et lavages boriqués. Le 1er janvier, ventre moins ballonné ; miction fréquente ; nouveaux lavages. Peu de jours après, un nouveau lavage, l'enfant sort. Guérison.

La thérapeutique à mettre en œuvre nous paraît découler du seul fait de M. le prof. Lannelongue. Faciliter l'écoulement du pus, drainer largement, débribrider si c'est nécessaire, placer un pansement antiseptique : tel est le traitement qui semble le plus rationnel. En cas d'inflammation plus vive, d'infection plus générale par la chute, dans le péritoine, de corps étrangers plus ou moins septiques, y aurait-il lieu de pratiquer une laparotomie étendue, une toi lette péritonéale régulière, etc. ? Il est difficile de répondre nettement à une telle question bien que cette conduite paraisse, à priori, absolument correcte,

Nous sommes heureux d'ajouter à ces quelques observations un fait intéressant de notre excellent maître, le professeur A. Poncet (de Lyon). Bien qu'il ne touche à notre sujet que par un point, il fournit plusieurs enseignements pratiques et mérite d'être sommairement relaté.

Obs. IV. (*Due à l'obligeance de M. A. Poncet*). Inédite. — P. Pietro, 33 ans. Pas d'antécédents pathologiques. Le

20 avril 1880, coup de couteau au-dessous et à gauche de l'ombilic. Aussitôt après l'accident, lavages de l'intestin fermé à travers la plaie, réduction, suture. Le 5 mai, entré à l'hôpital, service du prof. A. Poncet, de Lyon. État général mauvais, facies abdominal, terreux, T. 38°9, pas de vomissements. A 4 centimètres de la ligne médiane, à gauche, à 9 centimètres de l'ombilic, au-dessous, plaie elliptique de 3 centimètres, à bords grisâtres. Au fond, anse intestinale grisâtre adhérente, recouverte d'exsudats purulents. La cavité péritonéale paraît oblitérée, au niveau de la plaie, par les adhérences intestinales; la pression vers le flanc gauche et la région lombaire empâtés fait sourdre du pus à odeur fécaloïde et des gaz. En présence du danger que font courir au patient, la présence de ce pus et l'imminence d'une péritonite diffuse, M. Poncet incise (6 mai) vers le flanc gauche et donne issue à du liquide purulent fétide. Contre-ouverture vers l'épine iliaque antéro-supérieure, drainage, lavages au sublimé. T. S. 39°9. Les suites de l'opération sont simples. La fièvre atteint quelques jours 39°5, il survient un vomissement attribué au lait que prend le malade. Le 16 mai, le sujet est en voie de guérison. (Obs. recueillie par M. Meurer, interne du service).

Comme on vient de le voir, il s'agit ici, d'une part, d'une péritonite plastique localisée, isolant la plaie abdominale de la grande cavité séreuse, et, d'autre part, d'un phlegmon pro-péritonéal. Le traitement dirigé contre ce dernier a été aussi énergique que rationnel. Cette observation, comme celle de M. le professeur Lannelongue, démontre, d'ailleurs, qu'en dehors des plaies aseptiques de l'abdomen, chose rare, il faut éviter les sutures et laisser la plaie suffisamment ouverte sous un pansement antiseptique.

§ 2. — *Péritonite avec lésions viscérales.*

On la rencontre assez communément. Tantôt la paroi abdominale est blessée, tantôt elle présente une simple contusion. Le chirurgien doit se préoccuper vivement de ces conditions opposées. Si la paroi est le siège d'une plaie pénétrante, la lésion viscérale est habituellement manifeste et implique le plus souvent une intervention rapide; s'il n'existe qu'une simple contusion extérieure, les lésions des viscères peuvent rester tout d'abord problématiques et faire suspendre une intervention armée. Les symptômes ultérieurs lèvent ordinairement tous les doutes; ceux-ci même ne sauraient persister en présence de la violence de certains traumatismes. On comprend néanmoins que l'état de la paroi abdominale ait une notable importance.

Comme cette question est cependant plutôt diagnostique que thérapeutique, elle ne nous fera pas scinder l'étude actuelle. Ayant d'ailleurs à nous occuper non du traitement des lésions viscérales de l'abdomen mais de celui de la péritonite qui en résulte, nous ne saurions nous inquiéter outre mesure de l'état de la paroi.

Les indications thérapeutiques peuvent être variables suivant les viscères dont les lésions ont produit la péritonite. Aussi, bien que les blessures viscérales puissent porter à la fois sur des organes divers, nous les examinerons successivement à notre point de vue. Cette étude, un peu schématique, n'en sera que plus claire.

1° *Lésions de la rate.* — Les péritonites par lésions traumatiques de la rate ne sont pas fréquentes. Si la blessure splénique est légère, les phénomènes réactionnels peuvent être modérés et ne nécessitent aucune intervention chirurgicale immédiate. Si la blessure est plus large, une hémorrhagie grave peut entraîner une mort rapide; si enfin un écrasement de l'organe se produit, un collapsus final apparaît bientôt. On s'est plutôt occupé du traitement immédiat de ces lésions que de celui des inflammations ultérieures. Nussbaüm (1) a même pratiqué 26 splénotomies dans ces conditions et obtenu 16 guérisons. Par contre, je n'ai pu trouver aucune observation de péritonite consécutive traitée chirurgicalement. Y aurait-il lieu, en présence d'un accident de cet ordre en apparence mortel, de faire la laparotomie, la splénotomie et une toilette péritonéale complète? Il nous est impossible de le dire mais il est permis de le croire.

2° *Lésions du foie et des voies biliaires.* — La péritonite est la conséquence de l'épanchement sanguin consécutif à la déchirure du foie ou celle de l'effusion de la bile résultant de la déchirure de la vésicule du fiel. Nous savons que l'inflammation péritonéale peut être lente et modérée.

Martel (2) a cité récemment un cas où la mort ne survint que le cinquième jour; on a même publié des faits de guérison spontanée. L'intervention immédiate doit donc être réservée, tenir grand compte du degré de la lésion des organes biliaires et ne se manifester largement qu'à bon escient. Je n'ai pas d'ailleurs à la discuter ici. Dans la péritonite consécutive, le chirurgien peut-il agir encore efficacement? Doit-il, malgré l'inflammation diffuse du péritoine, l'état général grave du sujet, pratiquer la laparotomie, la suture ou l'ablation de la vésicule biliaire et la toilette péritonéale?

Il est permis de le penser, mais ne pouvant sur ce

(1) *Path. ext. de Poulet et Bousquet*, 1885, t. III, p. 24.
(2) *Bull. Soc. chir.*, 1882, p. 469.

point nous appuyer sur aucun fait démonstratif, nous ne saurions nous prononcer. Inutile d'ajouter que les irrigations, les lavages péritonéaux suivant la méthode d'Herlin et Netter ne sauraient actuellement nous satisfaire.

Jobert de Lamballe (1) a cité cependant un cas où des injections d'eau à la température du sang calmèrent heureusement des accidents péritonitiques. En thèse générale, une thérapeutique rapide semble seule devoir donner quelque résultat satisfaisant.

3° *Lésions gastro-intestinales.* — La péritonite par blessures de l'estomac ou de l'intestin est une des plus fréquentes parmi les péritonites traumatiques. Elle résulte de la perforation ou de la rupture de ces viscères; elle est provoquée par l'épanchement d'une partie variable de leur contenu dans la séreuse abdominale. Cette péritonite, on le conçoit, est de nature infectieuse. Si l'on connaît quelques faits de guérison spontanée consécutive aux blessures gastro-intestinales, ceux de Jobert, Poland, Renaut, le plus ordinairement la mort est la conséquence de ces lésions. Quand le diagnostic en est assuré, l'ouverture de l'abdomen, la suture ou la résection intestinale, la toilette péritonéale pratiquées de bonne heure constituent, de l'avis presque unanime des chirurgiens actuels, le meilleur mode d'intervention. Jobert de Lamballe, Baudens, Legouest, en étaient déjà partisans. Lorsque, au contraire, en l'absence de plaie extérieure, le diagnostic est incertain, le traitement médical est provisoirement le seul convenable. Le doute quelquefois ne tarde pas à s'évanouir; des phénomènes graves de péritonite surviennent,

(1) *Thèse de concours*, 1836, p. 45.

démontrent l'existence de lésions viscérales et peuvent emporter rapidement le malade. Que faire lorsqu'un collapsus précoce ou une inflammation suraiguë ne viennent pas couper court à toute tentative thérapeutique ?

Longuet (1), le premier, paraît avoir posé le principe de la laparotomie ; à Bouilly (2) semble appartenir la priorité de l'exécution.

Le travail de Bouilly et le remarquable rapport de Berger (3) constituent un des documents les plus importants sur cette question. Voici d'abord l'observation du premier chirurgien.

Obs. V. — Bouilly. *Bull. Société de chirurgie*, 1883, p. 690. — Un homme reçoit un double coup de pied de cheval vers l'épigastre au-dessous de l'ombilic. Douleurs vives, marche impossible. Entre à l'hôpital. Le soir, début de péritonite. Le lendemain, péritonite franche. Laparotomie immédiate, vu l'état désespéré du sujet. En déroulant l'intestin on trouve sur lui un eschare brun foncé et une ouverture de 0 m. 50 centimètres, déchiquetée. On résèque l'anse où se trouvent les deux lésions et on suture, après avoir rejeté les matières, par 26 ou 27 sutures de Lembert. Toilette du péritoine et suture abdominale. Amélioration marquée. La péritonite s'amende. Le troisième jour, une débâcle intestinale ouvre la plaie abdominale et il sort des matières fécales. Dès lors les matières s'écoulent par l'anus et la plaie abdominale. Le dixième jour, Bouilly songeait à fermer cet anus contre nature. Il explora avec le doigt. Péritonite suraiguë généralisée et mort le lendemain.

Autopsie. — Anses intestinales séparées malgré les sutures de Lembert ; mais des adhérences formées avaient empêché les matières de tomber dans la cavité péritonéale. Le doigt de

(1) *Bull. Soc. anat.*, 1875, p. 806.
(2) *Bull. Soc. chir.*, 1883, t. IX, p. 698.
(3) *Bull. Soc. chir.*, 1883, t. IX, p. 690.

Bouilly, malgré les précautions prises, avait rompu les adhérences, d'où péritonite généralisée.

La relation de ce fait remarquable dispense de longues réflexions. Celles-ci d'ailleurs se rapportent au mode de suture intestinale, à la création d'un anus contre nature spontané, à la rupture des adhérences péritonéales par une exploration digitale prématurée, à la nécessité d'une diète sévère durant plusieurs jours, etc. Si intéressantes qu'elles soient, ces réflexions ne sauraient nous arrêter. Il suffit d'observer à notre point de vue l'influence curative de la laparotomie sur la péritonite et, ajoutons-le, la nécessité de cette intervention énergique. Remarquons cependant une dernière considération exposée par Berger. Puisque, dit cet auteur, la suture ne résiste pas assez longtemps pour permettre une réunion complète des parois intestinales, puisqu'un anus s'établit presque nécessairement, ne vaut-il pas mieux le créer immédiatement et conjurer ainsi, d'une manière certaine, le danger d'un nouvel épanchement stercoral dans le péritoine? Kœberlé a suivi cette méthode ; sur neuf cas d'Otis, on a obtenu une guérison sans fistule, trois guérisons avec fistule et cinq insuccès.

Depuis l'opération de Bouilly, plusieurs faits ont été publiés dans lesquels, à la suite de lésions intestinales par contusion abdominale sans plaie extérieure, on a pratiqué la laparotomie. Dans un cas, les phénomènes abdominaux ont apparu à la suite d'un mouvement brusque. Voici le résumé de ces observations.

Obs. VI. — Chavasse. *Soc. de Chirur. et Rev. Chirurg.*, 1885, p. 333. — Homme de 23 ans. Double coup de pied de cheval dans la région épigastrique. Perte de connaissance. Vomissements au bout de quelques heures. Le lendemain, douleur épigastrique, ventre rétracté, pas de selle. Pouls 70, plein, température 37°, 8. Anxiété. Péritonite trois jours après, Chavasse, voyant son malade perdu, se décide à faire la laparotomie. On trouve le côlon transverse contusionné en deux points, le mésocôlon infiltré et le péritoine enflammé. Toilette péritonéale aussi complète que possible. Suture abdominale. Le lendemain, la péritonite ayant fait de nouveaux progrès, on introduisit un drain par la plaie. Mort à midi.

Autopsie. — Sérosité rougeâtre sans odeur dans le péritoine. La péritonite, peu marquée autour de la plaie, était surtout vive dans les parties déclives. Outre les lésions du mésocôlon, on trouve une contusion du pancréas et de l'enveloppe celluleuse du rein.

Obs. VII. — M. Edmond Owen. *The Lancet*, 1885, t. II, p. 663. — Le 2 juin, un charpentier d'âge moyen, reçut un coup vers la région hypogastrique et ombilicale. A son entrée à l'hôpital, ventre tendu, tuméfié, immobile durant la respiration. Tympanisme, collapsus. On discuta l'intervention, mais l'état grave du malade la fit repousser. Le jour suivant, quoique dans le même état, le sujet fut opéré. Incision sur la ligne blanche. Intestins injectés et un peu agglutinés. Liquide noirâtre dans l'abdomen et quelques débris alimentaires. On trouve une déchirure d'un doigt sur l'iléon à deux pieds de l'extrémité inférieure. Suture. Toilette péritonéale. Mort arrive 6 jours après.

Obs. VIII. — Mikulicz. *Sem. méd.*, 1885, p. 247. — Homme 40 ans. Durant un mouvement brusque, il éprouve une douleur subite dans le ventre. Peu après, symptômes d'étranglement puis de péritonite. Laparotomie 72 heures après les premières manifestations morbides. On trouve dans l'abdomen, un litre de pus et quelques morceaux de pommes de terre. La perforation siégeait sur l'iléon. Elle avait 6 centim. de long sur 4 centim. de large. Excision des bords de l'ouverture, douze points de suture intestinale, toilette péritonéale, fermeture de la plaie abdominale. Guérison.

Dans les quatre faits que nous venons de relater,

la guérison n'a été obtenue qu'une seule fois, par Mikuliez. La mort, dans les trois autres cas, est survenue pour des motifs différents. Le malade de Bouilly a succombé accidentellement, alors que la guérison paraissait assurée. Celui de Chavanne n'a été opéré qu'après de longues mais naturelles hésitations ; ainsi que le remarque Chauvel (1) dans son rapport, l'intervention a été trop tardive. De même pour le sujet de Owen. Il semble résulter de l'examen de ces faits que le retard de l'opération est pour beaucoup dans l'issue fatale.

Dans les quatre observations cependant la péritonite est manifeste, les lésions péritonéales sont même notables. L'inflammation de la séreuse semble donc, loin de contre-indiquer l'intervention, devoir la précipiter.

On ne saurait, en effet, avec Druillet (2) se baser sur les faits exceptionnels de Jobert, Poland et Renaut pour repousser l'opération dans les circonstances analogues. La mort, en l'espèce, est cliniquement certaine. Il faut agir dès que le diagnostic est assuré. La péritonite est un motif impérieux d'intervention. La toilette d'un péritoine atteint d'inflammation par épanchement stercoral peut arrêter net cette inflammation. Longuet disait déjà que si des symptômes graves de péritonite se montrent rapidement, il faut ouvrir le ventre, faire la suture intestinale et nettoyer le ventre. Bouilly recommande de ne pas désarmer devant la péritonite stercorale. La péritonite étant d'origine septique, dit Nussbaum (3), il n'est pas douteux que la méthode antiseptique ne soit appelée à

(1) *Bull. Soc. chir.*, 1885, t. XI, p. 123.
(2) *Thèse de Paris*,18 82, n° 305.
(3) *Path. ext. de Poulet et Bousquet*, 1885, t. III, p, 30.

conjurer cette redoutable complication. Dès que le chirurgien soupçonnera l'existence d'un épanchement dans le péritoine, dès que se montreront des symptômes inflammatoires graves, il pratiquera la laparotomie, la toilette péritonéale et un drainage convenable pour assurer l'écoulement des liquides.

J. Mikulicz (1), en réunissant ses faits personnels aux faits antérieurement publiés, démontre également l'utilité de l'intervention dans les perforations gastro-intestinales traumatiques ou ulcéreuses. La péritonite au début ou confirmée ne l'arrête pas. Il admet la laparotomie dans chaque degré de la péritonite par perforation, tant que les forces du malade ne sont pas trop basses, que le pouls n'est pas filiforme et l'hypothermie trop considérable. Travers est du même avis.

Une conclusion analogue découle des observations récentes de Kocher et de W. Bull, relatives toutes deux à des péritonites résultant de perforations gastrique ou intestinale par armes à feu.

Obs. IX. — Théodor Kocher, *Rev. Hayem.*, 1883, t. XXIII, p. 685. — Un garçon de 14 ans reçoit une balle de 5 millimètres tirée à cinq pas de distance ; l'estomac est atteint. Pas de troubles graves tout d'abord. Deux heures et demie après, douleurs vives, hoquets, nausées, vomissements, météorisme, matité sous-ombilicale, température 35° 6. Laparotomie à la hauteur de la plaie et du nombril. Plaie de l'estomac en avant, près de la petite courbure et du grand cul-de-sac. Pas d'orifice de sortie de la balle. Suture de la plaie stomacale et par-dessus suture de Lembert. Guérison sans accident.

Obs. X. — W. Bull. *Rev. Hayem*, 1885, t. XXVI, p. 248. — Homme, 22 ans. Coup de revolver près de l'ombilic. Dix-sept

(1) *Sem. méd.*, 1884, p. 388.

heures après l'accident, douleur vive, température élevée, etc. Laparotomie de l'ombilic au pubis. Signes évidents de péritonite, caillots, sérum, etc. On trouve sept perforations de l'intestin grêle ; on les suture par le procédé Lembert et on les saupoudre d'iodoforme. La balle est logée à la partie supérieure de l'S iliaque ; on l'extrait et on suture l'ouverture. Guérison complète.

En résumé et pour un grand nombre de chirurgiens, dans les péritonites avec ou sans plaie abdominale et résultant d'un épanchement intra-péritonéal des liquides gastro-intestinaux, la mort étant presque assurée, l'intervention armée est nettement indiquée. Elle peut non-seulement permettre de désinfecter la séreuse, mais encore de fermer l'ouverture viscérale accidentelle et empêcher une infection nouvelle. Dans un cas de ce genre, dit le prof. Heydenreich (1), je n'hésiterais pas à faire, séance tenante, la laparotomie.

4° *Lésions des reins et de la vessie.* — La péritonite, dans ces lésions, est, quand elle survient, un phénomène accessoire ou irrémédiable. Le traitement de la complication s'efface complètement devant celui des lésions viscérales. Nous ne pouvions qu'en faire mention.

5° *Lésions utérines.* — Nous serons bref sur la péritonite consécutive à ces lésions. Son traitement est dominé, dans la majorité des cas, par le traitement du traumatisme utérin. Il est d'ailleurs essentiellement préventif.

La péritonite par les voies utérines succède soit aux manœuvres d'avortement, soit aux ruptures pendant

(1) *Sem. méd.*, 1885, p. 247.

l'accouchement. Dans le premier ordre de faits, la forme septique de la péritonite, le peu ou le défaut d'épanchement dont elle s'accompagne, la situation particulière des malades ne permettent guère de songer à une thérapeutique armée. Dans le second, il convient de tenir compte des conditions dans lesquelles apparaît la péritonite traumatique.

Le fœtus a été extrait par la laparotomie ou plus ordinairement par les voies naturelles. L'établissement du drainage, s'il n'existe déjà et si l'on constate un épanchement intra-péritonéal, paraît devoir donner, dans certains cas, quelques bons résultats. On peut y joindre des lavages antiseptiques. Y aurait-il lieu exceptionnellement d'ouvrir ou de rouvrir le ventre pour pratiquer une toilette péritonéale complète? En l'absence de faits connus, nous ne pouvons nous prononcer sur ce point.

DEUXIEME PARTIE

Péritonites non traumatiques

CHAPITRE III

PÉRITONITES PAR ULCÉRATIONS OU PERFORATIONS VISCÉRALES.

Ces péritonites ont rarement les allures de celles que nous avons étudiées dans le chapitre précédent. Tantôt lentes et localisées, à forme plastique, elles représentent un véritable travail de défense organique et empêchent, par des adhérences vigoureuses, la chute des produits viscéraux dans la séreuse abdominale. Tantôt brusques, inattendues, rapidement généralisées et promptement mortelles, elles résultent de l'irruption de ces produits viscéraux dans la cavité péritonéale. Les péritonites localisées se rapprochent des formes que nous examinerons plus tard ; les péritonites généralisées rappellent, dans une certaine mesure, celles que nous venons de voir. Il semble donc que nous eussions pu supprimer le chapitre actuel. Si l'on considère cependant l'importance causale des péritonites dont nous nous occupons, l'état morbide au milieu duquel elles se montrent, on comprendra que, au point de vue thérapeutique, nous les étudiions à part.

Les perforations ulcéreuses, rares d'une manière

absolue, ne le sont pas moins relativement pour les voies biliaires, la vessie; elles sont plus fréquentes pour l'estomac, l'intestin grêle et le gros intestin. L'étude successive que nous en ferons n'aura donc pas une égale importance.

1° *Voies biliaires.* — La péritonite consécutive aux ulcérations de la vésicule biliaire est généralement plastique et localisée. Elle est parfois mise à profit mais ne nous intéresse pas.

La péritonite par épanchement biliaire dans la séreuse abdominale n'a jamais, à notre connaissance, préoccupé les chirurgiens. En l'absence de faits démonstratifs, nous croyons devoir rester sur la réserve.

2° *Vessie.* — La péritonite consécutive aux ulcérations de la vessie donne lieu à des considérations analogues aux précédentes. Les perforations vésicales déterminent cependant une inflammation péritonéale moins foudroyante et moins douloureuse que celles de l'intestin. Cette péritonite est, d'après Voillemier et Le Dentu (1), au-dessus de nos ressources thérapeutiques. Ces auteurs ne croient pas qu'il soit permis de songer, même comme moyen désespéré, à l'ouverture du ventre, à la toilette péritonéale, à la suture de la vessie. L'état morbide antérieur, le siège fréquent des ulcérations à la partie inférieure de l'organe sont des conditions qui contre-indiquent, d'après ces auteurs, toute intervention armée.

Les péritonites localisées, avec épanchement urineux et purulent, à marche plus ou moins chronique ou subaiguë, semblent mieux se prêter à la thérapeutique chirurgicale. Je ne connais qu'un cas où elle

(1) *Traité des mal. des org. urinaires*, 1881, t. I, p. 341.

se soit produite. Il s'agit d'un fait curieux dans lequel une péritonite enkystée, résultant de l'ulcération de la vessie par un corps étranger que j'ai eu sous les yeux, a été ouverte au bistouri. La malade était in extremis. Voici d'ailleurs la relation de cette observation probablement unique.

Obs. XI. — *Due à l'obligeance de M. Vincent.* — Inédite. — Fille de 30 ans, tempérament nerveux, hystériforme. Le 30 janvier, vomissements alimentaires, puis bilieux, douleurs vers le bas-ventre, dysurie, faciès grippé, cystite et péritonite localisée. Le lendemain, météorisme, anxiété. La malade avoue alors avoir introduit dans son urèthre un porte-plume métallique de 6 centimètres environ et du volume d'un gros crayon. Le cathétérisme donne issue à peu d'urine, trouble. Une injection intra-vésicale provoque une vive douleur dans la fosse iliaque droite. L'état de la malade étant très grave, le diagnostic de corps étranger ayant perforé la vessie et logé dans la fosse iliaque étant porté, M. Vincent fait la laparotomie sur la ligne médiane, trouve la vessie perforée au niveau d'une ulcération profonde, une péritonite enkystée volumineuse et, dans le contenu de cette dernière, du liquide séro-purulent et le porte-plume précédemment indiqué. Drainage, pansement. Mort 8 heures après l'opération.

Cette observation, malgré son isolement et sa portée nécessairement restreinte, tend cependant à autoriser une intervention large dans les cas analogues. On peut même se demander s'il n'y aurait pas lieu d'aviver les bords de l'ulcération et de pratiquer la suture de l'orifice anormal, suivant la méthode de Vincent (1).

On devra néanmoins ne pas se livrer à de dangereuses manœuvres pour la recherche du pertuis ul-

(1) *Bull. Soc. chir.*, 1881, p. 755.

céreux. Il faudra se contenter d'assurer l'écoulement de l'urine par une sonde à demeure ou le cathétérisme fréquent et l'issue facile du liquide purulent par un drainage soigné.

3° *Estomac et intestin.* — La péritonite par ulcérations et perforations de l'estomac et de l'intestin est également plastique ou avec épanchement, localisée ou diffuse. On sait que la péritonite par perforation provenant soit d'un ulcère rond, soit d'une ulcération typhique, dysentérique ou autre est le plus souvent rapidement mortelle. Résultant de l'irruption des produits gastro-intestinaux, elle représente une sorte d'injection septique dans la séreuse abdominale. Dans les cas à début subit, à marche foudroyante, la thérapeutique paraît généralement impuissante. Il convient toutefois de faire, à ce sujet, des réserves formelles. Nous allons d'ailleurs revenir sur ce point. Voyons d'abord les faits que nous avons pu recueillir.

Obs. XII. — Seidler (1846), cité par Kaiser. *Arch. für Klin. med.*, 1876, t. XVII, p. 97. — Femme de 32 ans ayant eu du mélæna, présente une péritonite aiguë. On fait une incision au niveau de l'estomac. Il s'échappe des gaz et du pus. Guérison au bout de six semaines.

Obs. XIII. — *Due à l'obligeance de M. le Dr Robert.* — Inédite. — Gual, Marie, 52 ans. Tumeurs périombilicales remontant à plusieurs années et déterminant parfois de la douleur et des coliques. A la suite d'un repas copieux, il survient de la rougeur, de l'empâtement autour de l'ombilic. Crépitation gazeuse et sonorité. La fièvre, légère d'abord, devient vive; l'empâtement gagne en étendue autour de l'ombilic; selles diarrhéiques. Une ponction donne issue à des gaz fétides. Il se forme à son niveau une fistule stercorale. On introduit un tube à drainage pour faciliter l'écoulement. Après des phénomènes fébriles intenses, amélioration notable. Il se forme deux nouvelles fistules à côté de la première. La réparation est manifeste. Malade depuis décembre 1880, le sujet est complètement guéri le 10 janvier 1881.

Obs. XIV. — Piorry (1847), cité par Kaiser, *Arch. für Klin. med.*, 1876, t. XVII. p. 98. — Signes de perforation intestinale. Ponction avec le trocart et drainage avec un tube de caoutchouc. Évacuation de pus odorant et de gaz. Mort après quatre semaines. — A l'*autopsie*, on trouve plusieurs perforations du côlon.

Obs. XV. — Chaput et Le Fort. *Progrès méd.* 1883, p. 103. — Pas d'antécédents héréditaires. Diarrhée depuis un an. Le 24 avril, malaise; le lendemain, coliques et vomissements; pas de selle. Occlusion intestinale. Matité hypogastrique et iliaque. Les sommets offrant certains signes douteux, certains troubles respiratoires, l'état général étant mauvais, on diagnostique péritonite tuberculeuse. T. 39, 39°3. Le 1er mai, deux selles diarrhéiques, vomissements fécaloïdes, etc. Les 3 et 4 mai, torpeur augmentée, pas de selle, vomissements, hypothermie, etc.; ventre dur, ballonné. Diagnostic : invagination intestinale. L. Le Fort fait, devant l'état désespéré du sujet, la laparotomie. L'ouverture péritonéale donne issue à une grande quantité de pus épais, crémeux, d'odeur fécaloïde. Drainage et suture abdominale.

Autopsie. Pas de tubercules. Ulcération de l'appendice iléo-cæcal par un corps étranger, probablement une scybale incrustée de sels calcaires.

Obs. XVI. — *Due à l'obligeance de M. Reynier.* — Inédite. — Garçon, 16 ans, service de M. Siredey. Sans cause appréciable, apparition brusque de phénomènes d'occlusion intestinale. Depuis cinq jours, vomissements alimentaires puis bilieux et fécaloïdes. Laparotomie. On trouve une péritonite suppurée et les anses intestinales agglutinées. Mort 7 heures après l'opération. A l'*autopsie*, on constate une perforation au milieu du cæcum et ayant déterminé la péritonite.

Obs. XVII. — Kronlein. *Arch. f. Klin. chir.*, 1886, t. XXXIII, p. 522. — Homme 61 ans. Iléus dont le début remonte au 22 octobre. Douleur abdominale, ni selle, ni vents. Vomissements alimentaires répétés. Vers la région inguinale droite, hernie remontant à un an, réductible facilement. Diagnostic : Occlusion intestinale et péritonite au début. Le 23 octobre, ventre dur, douloureux, pas de selle. Le lendemain, affaiblissement marqué. Le 25, même état. Le 26, collapsus, pouls filiforme, extrémités froides. Kronlein qui le voit alors songe à une péritonite par perforation.

Laparotomie de l'ombilic au pubis, sans anesthésie. Issue de beaucoup de sérosité purulente, renfermant des bulles gazeuses. Anses agglutinées par un exsudat fibrineux; on les sépare facilement. Pas de hernie étranglée. Vers la région illiaque gauche, une anse intestinale est perforée sur étendue de 5 millimètres; issue de liquide intestinal qui occupe le petit bassin. Toilette péritonéale et intestinale avec solution sublimée à 1 sur 2,000. Suture de la perforation intestinale suivant la méthode de Lembert avec trois fils de catgut. Suture abdominale. Pas de drain. Pansement iodoformé et sciure de bois. Mort le lendemain. *Autopsie :* péritonite purulente diffuse; perforation duodénale bien fermée par la suture; la muqueuse intestinale offrait deux ulcérations rougeâtres.

Obs. XVIII. — Kronlein, *Arch. f. Klin. chir.*, 1886, t. XXXIII, p. 514. — Jeune homme, 17 ans. Bonne santé habituelle. Le 12 février, douleur iléo cæcale, vomissements simples, puis fécaloïdes. Le 14 février, collapsus, pouls filiforme, pas de selle depuis le 11 fevrier. Ventre tendu mais non ballonné. Douleur iliaque droite, matité. Diagnostic : perforation iléo-cæcale avec péritonite ou occlusion vers cette région. Laparotomie de l'ombilic à la symphyse pubienne.

Anses intestinales injectées, recouvertes d'un exsudat séro-fibrineux; entre les anses, exsudat analogue; épiploon tiré et adhérent en bas et à droite. Une anse était comprimée par cet épiploon tendu; on la libère et on trouve au-dessous de l'épiploon, au niveau de la région iléo-cæcale, un liquide purulent fécaloïde, diffus. Lavage de cette région avec une solution phéniquée à 2,5 p. 100. L'appendice vermiforme est perforé, libre. L'ouverture est du volume d'un pois. Résection de l'appendice et des parties souillées de l'épiploon. Toilette péritonéale, pas de drain, pansement antiseptique. Après l'opération, le collapsus est moindre. L'amélioration est à peine marquée, la mort survient le lendemain. *Pas d'autopsie.*

Obs. XIX. — *Due à l'obligeance de M. A. Poncet.* — Inédite. — Homme adulte. Pas d'antécédents pathologiques. Accidents subits d'occlusion intestinale le 13 mai 1885. Douleurs abdominales, vomissements bilieux puis fécaloïdes, ni selles, ni vents. Entré à l'hôpital le 17 mai, service du professeur A. Poncet (de Lyon). Facies grippé, terreux; pouls petit, rapide, serré ; ventre uniformément ballonné ; refroidissement des extrémités. Douleurs vives et empâtement iliaque à droite. Le 18 mai, aggravation symptomatique. T. 39,6. Laparotomie sans anesthésie. Incision médiane de 18 cent. à partir de l'ombilic. On trouve le péritoine pariétal épais, friable, vascularisé ; l'intestin grêle est congestionné, recouvert d'exsudats purulents abondants; les anses sont agglutinées, surtout à droite. Il s'écoule une assez grande quantité de liquide louche, sanieux, très fétide. On ne peut introduire la main dans l'abdomen, car le paquet intestinal gêne l'exploration. On ne peut trouver la cause de la péritonite diffuse constatée. A droite, en décollant une anse intestinale, on découvre une ulcération mésenthérique de 3 cent. Faute de mieux, le chirurgien irrigue la cavité péritonéale au sublimé à 1 sur 2000, puis, après une toilette nécessairement imparfaite, il enfonce un drain du volume du médius, et de 15 cent. de long, jusque dans le petit bassin. Suture abdominale. Pansement compressif. Les vomissements persistent après l'opération, l'état général s'altère davantage, et la mort survient dans la soirée.

Autopsie. — Péritonite diffuse, météorisme général. L'appendice vermiforme, long de 12 cent., est adhérent aux anses voisines et de couleur ardoisée, gangréneuse, mais non ulcéré. Il contient trois concrétions formées vraisemblablement par des matières fécales durcies. C'est là le point de départ de la péritonite. (Obs. recueillie par M. E. Blanc, interne du service.)

Le fait de Seidler se rapporte peut-être à un ulcère rond. L'âge de la malade, les mæléna permettent de le supposer mais non de l'affirmer.

Chez la malade de Robert, la thérapeutique s'imposait. On peut observer que celle-ci a été d'une réserve excessive, mais on ne saurait la critiquer vivement. Une ouverture large n'aurait-elle pas pu provoquer une péritonite généralisée ? Il ne semble pas non plus que l'on fût autorisé à inciser la paroi abdominale et à tenter la suture intestinale précoce. C'eût été s'exposer inutilement à de redoutables accidents qu'un traitement symptomatique a parfaitement évités.

Dans l'observation déjà ancienne de Piorry le résultat ne pouvait être favorable. On ne peut dire si l'intervention actuelle aurait raison d'être plus radicale.

Une thérapeutique énergique a été mise en œuvre dans les faits de Le Fort, Reynier, Kronlein et Poncet ; elle était commandée non par l'existence ignorée d'ulcérations, mais par le diagnostic d'occlusion intestinale. La mort est survenue dans les trois cas. Les opérations de Kronlein et de Poncet méritent une mention particulière. Dans la première, de Kronlein, la perforation intestinale était soupçonnée, elle fut recherchée et fermée par la suture. Dans la deuxième, une inspection méthodique de la cavité abdominale et l'observation attentive des lésions locales conduisirent sur une perforation notable de l'appendice vermiforme qu'on enleva après ligature. Toilette péritonéale soignée, mais, malgré son insuffisance, pas de drain.

Dans l'observation de Poncet, la solidité des adhérences, le météorisme surtout ont empêché une exploration et une toilette abdominales suffisantes. L'incision était de 13 cent., fallait-il l'agrandir encore? Fallait-il tenter de séparer, par des tractions et des pressions ménagées, les anses intestinales agglutinées? Graves questions que nous devons seulement poser et que, connaissant la fermeté et la prudence de notre maître, nous sommes d'ailleurs porté à écarter. Il faut assurément rechercher soigneusement la cause de la péritonite, mais il convient d'être prudent. Ainsi que nous l'écrivait M. Poncet, on doit, en présence d'une lésion de l'appendice vermiforme, l'enlever après ligature. C'est ce qu'a fait Kronlein.

Que conclure de l'examen des faits que nous avons rapportés et de l'étude rapide que nous venons de faire? Faut-il admettre qu'en dehors de certaines formes localisées et à marche lente le traitement chirurgical ne saurait s'appliquer à la péritonite par ulcérations et perforations viscérales?

Il faut, croyons-nous, tenir compte de notions étiologiques diverses. Dans certains ulcères ronds de l'estomac et du duodénum, le diagnostic de péritonite par perforation peut être rapidement posé; l'état général quelquefois satisfaisant des malades et leur mort presque assurée par l'expectation peuvent, suivant quelques auteurs, motiver une intervention énergique. L'apyrexie des premiers jours, le défaut de renseignements, les retards imposés par les hésitations du sujet ou de son entourage seront toutefois souvent des obstacles sérieux à une action opératoire profitable. Dans les péritonites par perforation consécutives aux ulcérations typhiques, dysentériques, tuberculeuses, les conditions générales sont fâcheuses. La faiblesse est souvent extrême, l'organisme est profondément altéré, enfin les lésions intestinales quelquefois multiples ont ordinairement un siège inconnu. La non-intervention opératoire sera donc la règle. Marten (1) cependant se demande si, dans les péritonites par perforation à siège précis, comme dans certaines pérityphlites, l'incision abdominale ne serait pas plus rationnelle et ne donnerait pas de meilleurs résultats que le traitement chronique par l'opium. Mikulicz (2) enfin, nous l'avons vu, est partisan convaincu de la laparotomie dans les divers degrés de la péritonite par perforation gastro-intestinale, et il intervient tant que les forces du malade ne sont pas trop basses, le pouls filiforme et l'hypothermie trop considérable. C'est à l'avenir de prononcer entre l'abstention et l'intervention ; c'est à la clinique de poser des indications précises.

(1) *Virchow's Arch.*, 1861, t. XX, p. 530.
(2) *Sem. méd.*. 1884. p. 388.

CHAPITRE IV.

PÉRITONITES SUITE D'INFLAMMATION, DE GANGRÈNE OU DE RUPTURE DES TUMEURS INTRA-ABDOMINALES.

Ces péritonites ne sont pas rares. Provoquées par l'inflammation de tumeurs abdominales diverses ou par irruption, dans le péritoine, de produits morbides variables, elles offrent une gravité en rapport avec la septicité de ces derniers; elles exigent une intervention tantôt nulle, tantôt plus ou moins rapide. Nous devons donc étudier la thérapeutique de ces péritonites en tenant grand compte de la nature des tumeurs qui les produisent.

1° *Tumeurs purulentes.* — Siégeant dans les parois abdominales, dans un *coin* de la séreuse ou dans un des viscères qu'elle contient, ces tumeurs peuvent éclater ou seulement se fissurer. Dans les deux cas, l'issue du pus dans le péritoine, véritable injection septique, est suivie d'une péritonite suraiguë dont l'intensité est en rapport avec l'abondance et l'irritabilité du liquide infectieux. La mort est la conséquence presque fatale de l'abstention chirurgicale; une intervention rapide peut seule donner un résultat favorable.

Les chirurgiens semblent devenir partisans de cette dernière et ont pratiqué avec succès plusieurs laparotomies. Il est probable que cette conduite énergique, suivie de bonne heure, donnera, en thèse générale, d'excellents résultats. N'est-elle pas rationnelle et ne répond-elle pas au danger pressant dans lequel se trouvent les malades?

Pénétré de ce danger des ruptures intrapéritonéales des hydropisies et des suppurations de la trompe, Thomas Savage (1) opère dès que le diagnostic est assuré. Sur sept cas, une seule mort. Si la rupture redoutée survient inopinément, l'apparition d'une péritonite diffuse paraît constituer une indication opératoire immédiate et impérieuse. La laparotomie, la toilette péritonéale, quelquefois le drainage, tels sont, *à priori*, les moyens à mettre en œuvre et ceux que tendent à préconiser les rares faits que nous possédons, ceux de Lawson Tait et de Frédéric Trèves.

Obs. XX.— Lawson Tait. *Brit. Med. Journ.*, 1883, p. 303. — Jeune femme, 20 ans. Péritonite non douteuse et phénomènes d'obstruction intestinale. On soupçonne surtout une péritonite par salpingite, car la malade a reçu, sur le ventre, deux ans auparavant, un coup violent. Laparotomie. Beaucoup de pus dans l'abdomen; organes pelviens agglutinés. Pas d'obstruction intestinale. La trompe droite contenait du pus et s'était rompue. Guérison. Au bout de quelques semaines il existe cependant des phénomènes morbides qu'il est difficile de préciser.

Obs. XXI. — Fred. Trèves. *The Lancet*, 1885, t. I p. 475. —Femme 21 ans. Pélvipéritonite consécutive à une gonorrhée intense. Entre à l'hôpital le 21 janvier. Trois mois après le début, péritonite subite et diffuse. Il existait à gauche un abcès qui s'était rompu dans la cavité péritonéale. Laparotomie. On trouve les symptômes ordinaires de la péritonite et des anses agglomérées entre elles. Lavages soignés et drainage. La malade va dans le jardin le quarantième jour. Guérison.

(1) *Brit. med. Journ.*, t. X, 1885, p. 217.

Sonnenburg (1), dans un cas analogue aux précédents, a pratiqué une semblable opération et a guéri sa malade. Il s'agissait de la rupture et de la diffusion d'exsudats périmétriques puerpéraux. Ajoutons enfin que, dans un cas de péritonite diffuse consécutive probablement à une inflammation pérityphlitique, Israël (2) a agrandi largement le canal inguinal, nettoyé la cavité abdominale et obtenu un excellent résultat.

2° *Kystes hématiques.*— Nous connaissons peu d'observations de ce genre. En tenant compte de l'inflammation bénigne déterminée par l'issue du sang normal dans le péritoine, on serait disposé à attendre; en considérant l'altération habituelle du liquide contenu dans les kystes hématiques, on serait porté, par contre, à intervenir. Nous croyons être dans le vrai en disant que la rapidité et l'étendue de l'intervention devront être en rapport avec la gravité et l'intensité des phénomènes réactionnels du péritoine. L'expectation pure et simple, la laparotomie pourront avoir chacune leurs indications spéciales; il est difficile, en l'espèce, de poser des règles générales.

3° *Kystes hydatiques.* — Lawson Tait est le seul chirurgien qui, à notre connaissance, ait traité des hydatides libres dans le péritoine. La toilette ne put être complète, et il survint des phénomènes inflammatoires graves. Ceux-ci disparurent bientôt spontanément.

4° *Kystes de l'ovaire.* — La péritonite consécutive aux ruptures ou aux inflammations des tumeurs de

(1) *Arch. Tocol.*, 1885, p. 381.
(2) *Sem. méd.*, 1884, p. 159.

l'ovaire a retenu longtemps la main des chirurgiens ; elle contre-indiquait, pour eux, l'ovariotomie d'une façon absolue. La gravité de ces accidents n'a pas tardé à créer une vive réaction contre cette pratique. Dès 1865, Keith (1) enlevait une tumeur ovarique en pleine péritonite; Wiltshire, selon Lawson Tait, aurait même fait une opération analogue deux ou trois ans auparavant. Depuis cette époque, un grand nombre de faits de kystes ovariques enlevés en présence d'une péritonite ont été relatés. Mundé (2) cite 33 guérisons sur 35 cas; Hue (3), 11 sur 12; Keith, Kœberlé, Teale, etc., ont publié de nouvelles observations; Spencer Wells a opéré plus de vingt fois et Lawson Tait plus de quarante fois, malgré la péritonite et presque toujours avec un égal succès. Ce dernier a pratiqué en deux ans 139 ovariotomies consécutives sans une mort; dans ce nombre figurent 10 cas de gangrène avec péritonite intense. Ces exemples nous montrent que les péritonites consécutives aux ruptures ou aux inflammations de tumeurs intrapéritonéales ne contre-indiquent plus l'intervention armée; bien au contraire, elles semblent aujourd'hui l'indiquer nettement. Pour Lawson Tait (4), pour Emmet (5), pour la plupart des chirurgiens, la péritonite implique la laparotomie. En ce qui concerne les ruptures ovariques, il faut, croyons-nous, établir quelques distinctions.

Les kystes paraovariques, à liquide transparent, ne déterminent ordinairement par leur rupture, aucune

(1) *The Lancet*, 1885, t. I, p. 1156.
(2) *The Americ. journ. of med. sc.*, 1878, t. 75, p. 100.
(3) *Th. de Paris*, n° 241.
(4) *Communication écrite.*
(5) *The principles and practise of gynæcologie*, 1884, p. 702.

réaction péritonéale sérieuse ; c'est là même un mode de guérison spontané. Certains kystes ovariques, à contenu osseux, n'irritent que médiocrement la séreuse. Un fait de Reuss, cité par Huc, montre seize ruptures consécutives sans accident ; une dix-septième, il est vrai, provoqua la mort. Par contre, les kystes ovariques à contenu gélatineux, hématique ou purulent amènent souvent une péritonite grave, à marche rapide, souvent suraiguë. Il faut donc tenir grand compte du liquide et surtout des accidents que fait naître son épanchement dans le péritoine.

Quelle que soit la nature du kyste, quelle que soit l'espèce de celui-ci, dès que la péritonite apparaît et prend des allures menaçantes, il faut opérer largement. La laparotomie, permettant à la fois de traiter radicalement et la tumeur abdominale et la péritonite incidente, est le mode d'intervention le plus convenable. L'abstention, une temporisation quelconque, en admettant que les dangers immédiats fussent conjurés, aboutiraient simplement à l'établissement d'adhérences étendues et à des complications opératoires ultérieures.

Une intervention hâtive, précoce même, conjure heureusement les inflammations péritonéales produites par les kystes de l'ovaire. La laparotomie immédiate suivie de l'ablation de la tumeur et de la toilette abdominale habituelle répond directement aux accidents graves que déterminent leur rupture. De l'avis de la majorité des chirurgiens actuels, c'est elle que l'on doit généralement préférer.

5° *Kystes fœtaux*. — Nous avons moins à étudier ici la péritonite coexistant à des degrés variables avec la grossesse extra-utérine, que celle résultant de la rupture d'un kyste fœtal.

Dans la première, à marche chronique ou à poussées aiguës peu menaçantes, le traitement est exclusivement médical; plusieurs chirurgiens cependant, eu égard aux dangers qui pèsent sur les malades, interviennent de bonne heure. Dans la seconde, au contraire, l'opération doit être précoce et généralement radicale. Celle-ci toutefois n'est pas toujours possible et expose à des accidents hémorrhagiques quelquefois sérieux. On agira suivant les circonstances mais avec d'autant plus de hâte et de vigueur que le danger sera plus grand et plus pressant. Si l'agrandissement d'une fistule spontanée, le drainage, l'irrigation d'un kyste suppuré sont quelquefois suffisants pour parer aux accidents péritonitiques, d'autres fois, l'ouverture large de l'abdomen, l'ablation de la tumeur, la toilette péritonéale, etc., seront nécessaires pour sauver les malades. Les opérations partielles paraissent convenir aux péritonites par propagation ou par voisinage du kyste; les interventions larges et complètes semblent seules véritablement utiles dans les péritonites suraiguës diffuses déterminées par sa rupture.

CHAPITRE V

PÉRITONITES PAR ÉTRANGLEMENT HERNIAIRE OU OCCLUSION INTESTINALE.

La péritonite, dans l'étranglement herniaire ou l'occlusion intestinale, imprime à la thérapeutique des modifications importantes ou fournit des indications opératoires particulières. Nous croyons devoir, à ces divers titres, étudier en quelques lignes le traitement chirurgical de ces variétés de péritonite.

a) *Péritonite par étranglement herniaire.* — Nous avons ici bien plus en vue la péritonite herniaire localisée appartenant en propre à l'étude de l'inflammation des hernies que la péritonite plus ou moins diffuse qui en est quelquefois la conséquence. Tantôt la péritonite par étranglement est le résultat d'une propagation inflammatoire spontanée; tantôt elle est l'effet de la réduction intestinale par le taxis avant ou après la kélotomie. Dans le dernier cas, la péritonite est particulièrement septique, car elle est produite par une sorte d'injection intrapéritonéale des liquides contenus dans le sac herniaire. La réintégration de l'intestin hernié ne doit être effectuée qu'après une désinfection complète. Il n'est pas rare de voir, durant une kélotomie, s'écouler du sac et de la cavité péritonéale des liquides plus ou moins coagulables et et quelquefois louches. S'ils ne sont pas septiques, ces liquides n'impliquent nullement l'existence d'une péritonite. Contrairement à l'opinion des auteurs, ils ne comportent nullement, pour M. Daniel Mollière, un pronostic défavorable et n'exigent aucun drainage. Par contre, leur caractère septique ou purulent commande certaines manœuvres opératoires. Venant de l'intérieur de la cavité péritonéale, ils indiquent un degré variable d'inflammation de la séreuse. Plusieurs chirurgiens repoussent, en thèse générale, l'oblitération du sac après la kélotomie; ils laissent le péritoine ouvert. A plus forte raison devra-t-on, dans les conditions précédentes, faciliter l'écoulement des liquides. Un drainage ordinaire suffira généralement. Si des phénomènes de rétention se manifestaient néanmoins, ne pourrait-on pas introduire un long drain à travers le collet du sac jusque vers la cavité pelvienne et pratiquer avec prudence des lavages antiseptiques? Malheureusement, dans les cas graves, le caractère infectieux des inflammations péritonéales, le collapsus ne permettent pas toujours d'obtenir les résultats espérés. Des ulcérations intestinales latentes peuvent aussi déjouer toute thérapeutique.

Quand l'écoulement ne peut se faire à travers l'ouverture du sac, certains auteurs n'hésitent pas à débrider largement. Obersth, dans un des cas qui suivent, prolongea son incision jusqu'à l'ombilic. A plus forte raison agira-t-on de la sorte si l'on ne trouve pas d'étranglement au niveau du sac et si l'on suppose qu'il siége plus profondément. Voici d'abord les observations que nous avons recueillies :

Obs. XXII. — Horsley. *Med. Times*, 1885, t. II, p. 431. — A. E., 43 ans. Bonne santé habituelle. Hernie crurale (?) enflammée. Ventre douloureux, tendu. Ouverture antiseptique de la tumeur. La cavité du sac est grisâtre; le collet, fendu, donne issue à deux onces de pus horriblement fétide, à odeur non fécaloïde. Les anses intestinales voisines, explorées avec le doigt, sont recouvertes d'exsudats. Après l'opération, température normale. Au bout de quelques jours, pendant lesquels l'état du sujet laisse beaucoup à désirer, l'amélioration survient progressive. Il existe cependant un peu d'empâtement vers la région hypogastrique et iliaque gauche. Guérison. A sa sortie, le malade dit sentir ses anses intestinales comme agglutinées.

Obs. XXIII. — A. Ceci. *Gaz. med. di Roma*, 1883, n° 17, p. 193.— A. Pierozzi, 45 ans. Hernie ancienne, petite, devient irréductible en mai 1882 après une marche pénible. Le malade entre à la clinique. Douleurs inguinales gauches atroces, pouls rapide, pas de selle, vomissements à odeur fécaloïde, ventre tuméfié, affaiblissement extrême. La petite tumeur est à gauche, mate, fluctuante. Incision de 10 centimètres suivant son grand axe. Le sac renferme un liquide trouble et des flocons jaunâtres. On sent, à l'orifice du collet une anse intestinale et de nombreuses adhérences, l'S iliaque est recouvert de membranes fibro-purulentes. Pas d'étranglement manifeste. Le chirurgien ne pensant pas devoir, vu l'état précaire du sujet, faire la laparotomie, agrandit l'incision inguinale en haut jusqu'au bord externe du muscle droit. L'anse intestinale contiguë est gonflée de gaz et recouverte d'exsudats fibrineux et purulents. On veut suturer, mais le premier point provoque l'issue d'un flot de pus venant de la partie supérieure de la plaie. L'état misérable du sujet empêche de tenter la résection de l'anse intestinale. Il meurt le soir même.

Autopsie.—Péritonite infectieuse, ulcère simple et perforant de l'iléon, catarrhe léger de l'estomac et de l'intestin grêle, dégénérescence graisseuse commençante du foie et des reins.

Obs. XXIV. — Obersth. *Cent. f. chir.*, 1885, n° 20, p. 345. — Homme, 48 ans. Hernie ancienne. Dans une chute, le bandage se brise, la hernie sort et le sujet éprouve une vive douleur et vomit. Taxis à diverses reprises. Quatre jours après, entrée à l'hôpital. Collapsus avancé. Obersth ouvre le sac herniaire. Pas de hernie, liquide sanieux. L'incision est prolongée jusqu'à l'ombilic et donne issue à une certaine quantité de pus. Les anses intestinales sont légèrement agglutinées et offrent entre elles de petits amas purulents. Petite perforation sur l'iléon. Section de l'intestin à son niveau et fixation des deux bouts à la paroi abdominale. Lavages salicyliques de la cavité abdominale ; drainage et suture de la plaie. Amélioration d'abord rapide. L'alimentation se fait difficilement et la mort survient au bout de neuf semaines.

Autopsie. — Plusieurs foyers purulents enkystés, mais pas de traces d'inflammation récente.

Obs. XXV. — Israël. *Sem. méd.*, 1884, p. 159. — Femme. Hernie étranglée dans l'aine droite. Péritonite diffuse. La herniotomie montre une anse intacte. Supposant que l'étranglement siège plus haut, le chirurgien fend le canal inguinal et donne issue à une grande quantité de pus. Lavage de la cavité péritonéale au thymol. Après l'écoulement du liquide, il reste encore une tumeur vers la région iliaque. Guérison.

Obs. XXVI. — Godlee. *Med. Times*, 1885, t. I, p. 678. — Alfred S..., 26 ans. Bonne santé habituelle. Plusieurs attaques douloureuses vers l'abdomen ; la dernière l'amène à l'hôpital. Douleurs vives, matité vers les flancs. Pas de selle depuis deux jours, vomissements. On trouve une petite tumeur crurale sur laquelle on pratique un léger taxis qui donne la sensation d'une réduction en masse. L'ouverture du sac herniaire donne issue à des gaz et des liquides purulents. Drainage. Deux jours après, une selle. Après une amélioration notable mais fugitive, la mort survient.

Autopsie. — Péritonite purulente, anses intestinales agglutinées. Perforation duodénale. Le drain plongeait dans l'abdomen.

Le malade de Horsley n'avait sans doute qu'un pseudo-étranglement herniaire. Néanmoins le drainage a été fait à travers un sac bien constitué. Il ne semble pas que la péritonite fût bien diffuse. Toujours est-il que la toilette de la cavité suppurante, l'écoulement facile des liquides septiques ont donné le meilleur résultat. Les faits d'Israël et d'Oberstli sont beaucoup plus importants. Dans le premier, une péritonite localisée produite probablement par une inflammation de l'appendice iléo-cæcal avait déterminé une péritonite par diffusion ou par continuité. Dans les second, troisième et cinquième, il existait une petite perforation intestinale. Remarquons aussi qu'on a trouvé des collections purulentes entre les anses agglomérées; ces conditions particulièrement défavorables ont probablement déterminé la mort. Toutefois, l'amélioration marquée qui a suivi l'opération témoigne de l'utilité de celle-ci.

Tenant compte des observations et des considérations précédentes, il semble que la péritonite, dans l'étranglement herniaire, donne lieu à quelques indications thérapeutiques particulières.

L'absence de liquides abondants ou septiques dans la cavité péritonéale autorise l'expectation qui suit ordinairement la kélotomie.

La présence de liquides sanieux ou purulents oblige à en assurer l'écoulement facile.

Le drainage n'est pas toujours nécessaire; il est quelquefois indispensable. Les lavages, dans des formes infectieuses graves, constituent parfois un utile adjuvant thérapeutique.

On ne craindra pas, si la toilette péritonéale s'impose à la suite d'irruption de matières stercorales dans le péritoine, de débrider plus ou moins largement. Le siège élevé de l'étranglement herniaire, une perforation douteuse seront des raisons nouvelles pour un débridement étendu. La laparotomie médiane, plus ou moins grande, pourrait être, dans ces dernières conditions, une opération excellente; elle rendrait également des services précieux si, dans les péritonites qui nous occupent, on avait des raisons de croire à l'existence de collections purulentes interintestinales. Le cas d'Obersth nous montre que la mort est moins le résultat d'une inflammation récente que d'une gêne intestinale causée par des amas purulents enkystés remontant probablement au début de la maladie. Si l'on avait pu dérouler les anses intestinales, ouvrir ces abcès, les déterger, peut-être un résultat favorable en serait-il advenu.

Des adhérences précoces, rendent parfois incomplète la toilette péritonéale.

La laporotomie peut avoir, en l'espèce, des indications, mais il est difficile de les préciser nettement. Disons cependant que Obersth (1) la repousse dans les cas foudroyants, à forme très septique, et en présence d'un collapsus avancé ; il la recommande dans les conditions opposées.

b) Péritonite par occlusion intestinale. — La péritonite, dans l'occlusion intestinale, ne réclame pas un traitement différent de celui dirigé contre l'occlusion même. La péritonite par occlusion intestinale est cependant la source d'indications thérapeutiques importantes et mérite, à ce titre, une étude sérieuse.

On sait que depuis l'avénement de la méthode antiseptique la laparotomie est employée fréquemment dans le traitement de l'occlusion intestinale. On y avait quelquefois recours au commencement du siècle, mais Dupuytren, Nélaton, etc., ne pratiquaient cette opération, fort dangereuse pour l'époque, que d'une manière exceptionnelle. La péritonite a été, pendant longtemps, considérée comme une contre-indication opératoire. On recommandait, pour l'éviter, l'inter-

(1) *Centr. f. chir.*, 1885, n° 20, p. 346.

vention hâtive. Dupuytren (1), dans un cas remarquable, ouvrit le ventre en pleine péritonite et vit mourir son malade. Depuis quelques années de nombreuses opérations ont été faites au milieu d'une inflammation péritonéale plus ou moins vive et avec des résultats relativement satisfaisants. Buchanam (2), Julliard (3), Terrier (4), d'autres encore ont publié de nouveaux faits en faveur de l'intervention. Une observation récente de Barker (5) est particulièrement démonstrative. Il a ouvert l'abdomen malgré une péritonite aiguë généralisée. Les anses intestinales étant agglutinées, il a examiné la plus grande partie de l'intestin grêle, le cæcum, lavé la cavité péritonéale, remis les viscères en place et obtenu un succès complet.

La forme septique de la péritonite n'arrêtera pas toujours le chirurgien; on a peut-être, suivant la remarque de Peyrot (6), exagéré sa fréquence. La forme inflammatoire simple avec épanchement offre de grandes ressources thérapeutiques. En somme, la péritonite ne saurait constituer, dans le traitement de l'occlusion intestinale, une contre-indication opératoire; elle en est au contraire, pour un certain nombre de cas, l'indication formelle. La laparotomie, dirigée contre l'occlusion, permet de traiter la péritonite. Elle vise la première comme la toilette péritonéale vise la seconde. Le drainage, dans quelques faits exceptionnels, en sera l'utile complément.

(1) *Leç. or.*, 1839, t. III, p. 650.
(2) *The Lancet*, 1871, t. I, p. 776.
(3) *Bull. Soc. chir.*, 1879, p. 627.
(4) *Bull. Soc. chir.*, 1879, p. 564.
(5) *Med. Times*, 1885, p. 852.
(6) *Th. d'agr.*, 1880.

CHAPITRE VI

PÉRITONITES SIMPLES ET PURULENTES.

La péritonite aiguë généralisée ou diffuse, en dehors des causes spéciales que nous avons étudiées, nous intéresse d'une façon toute particulière. Le traitement chirurgical de cette affection préoccupe vivement depuis quelques années les opérateurs français et étrangers. C'est une question de thérapeutique qui, suivant l'expression de Kronlein (1), « est dans l'air ». Les faits publiés récemment en témoignent nettement.

On doit distinguer, à notre point de vue, les péritonites généralisées avec ou sans épanchement et la nature de ce dernier. Les auteurs s'appliquent aussi à séparer, pour l'intervention, les formes purulentes septiques des formes purulentes non septiques. Les premières donneraient, même avec l'antisepsie, de mauvais résultats; les secondes, au contraire, seraient plus favorables. On ne peut nier l'existence de ces deux formes, mais il est difficile d'en établir la limite. La péritonite purulente est plus ou moins septique, mais elle ne semble pas tantôt septique et tantôt aseptique. La septicité est ici une question de degré. Pour apprécier convenablement ce dernier, il faut recourir à l'analyse clinique, c'est-à-dire à l'observation attentive des phénomènes infectieux ou à l'analyse biologique, c'est-à-dire à l'expérimentation. L'analyse histologique, les cultures microbiennes

(1) *Arch. f. kl. chir.*, 1886, Bd XXXIII, Helft 2, p. 508.

montrent, dans le pus, plusieurs variétés d'organismes inférieurs, mais ne fournissent aucun caractère certain de la puissance infectieuse des divers liquides purulents. Septicité très marquée pour les péritonites puerpérales aiguës et diffuses, pour les péritonites par perforation gastro-intestinale, etc, etc.; septicité modérée pour certaines péritonites purulentes; septicité presque nulle pour quelques épanchements séreux, telle est la progression descendante dont nous devons tenir cliniquement compte.

Les péritonites sans épanchement manifeste dans lesquelles on constate seulement une congestion plus ou moins grande de la séreuse abdominale se prêtent mal à la thérapeutique chirurgicale. Ainsi que le disait Knowsley Thornton (1) à la Société royale de chirurgie, l'intervention n'aurait alors sa raison d'être que si l'on pouvait diminuer la congestion. Deux fois il a opéré sans succès. L'un de ses malades mourut dans le collapsus. Quand il n'existe que des adhérences, l'ouverture de l'abdomen ne peut qu'aggraver l'état du patient. Le fait suivant démontre cependant qu'il n'est pas de règle sans exception. Il est assez curieux pour mériter une courte relation.

Obs. XXVII. — Reibel. *Gaz. méd. de Strasbourg*, 1883, p. 2. — L. Smith, 8 ans. Malade depuis le 10 août 1882. Peu de jours après, douleur abdominale, météorisme, vomissements; bref, péritonite généralisée. Accalmie durant deux jours, puis la péritonite reparaît intense. L'état général empire; l'état local reste le même; la mort semble prochaine. Reibel songeait à une intervention armée. Malgré les objections de Bœckel, consulté le 20 août, Reibel fait une incision de quelques centimètres sur la ligne blanche. Le péritoine incisé, on ne trouve ni pus ni gaz. En cherchant à débrider

(1) *Brit. med. Journ.*, 1885, p. 538.

en bas, l'opérateur pique une anse intestinale qu'on voyait au fond de l'incision ; il sort des gaz fétides et des matières fécales. Pansements. Le lendemain, amélioration ; plus de météorisme ; selles. Quelques jours après, amélioration plus manifeste. La plaie intestinale et cutanée s'oblitère graduellement. Les forces reviennent et, vers la fin octobre, l'enfant est franchement en convalescence.

La guérison de la malade de Reibel, dans les circonstances précitées, est un fait assurément excepceptionnel. Elle n'autorise nullement les conséquences que son auteur semble en vouloir tirer au point de vue de la thérapeutique générale des péritonites aiguës. L'issue heureuse d'une opération hasardée est une bonne fortune et rien de plus. La laparotomie, ainsi que le remarquait Baeckel, était formellement contre-indiquée par l'absence de liquide intrapéritonéal. A quoi aurait-elle abouti sans une échappée pseudo-providentielle de la pointe du bistouri? Il suffisait, en l'espèce, de remplir l'indication fournie par un météorisme excessif et de faire, bien que le résultat n'en soit pas ordinairement satisfaisant, des ponctions intestinales réitérées. En résumé et pour dire notre opinion sur ce fait, l'issue permanente des gaz et ses heureuses conséquences sont seules à retenir; tout le reste est à éviter.

La péritonite avec épanchement est séreuse ou purulente. L'ascite, dans la péritonite (?) séreuse, peut déterminer, par son volume, une gêne considérable et nécessiter un traitement palliatif. La ponction suffit ordinairement. Une reproduction rapide du liquide pourrait-elle exceptionnellement indiquer le drainage permanent décrit par Chassaignac (1) pour l'ascite et préconisé tout récemment par Caillé (2)

(1) *Traité élém. et prat. des opér. chir.*, 1862, t. II, p. 641.
(2) *Med. News*, 13 fév. 1886, p. 192.

chez quelques cirrhotiques? Il est difficile de le dire. Malgré l'antisepsie, on s'exposerait à de graves dangers de suppuration. Y aurait-il lieu enfin de faire, dans le péritoine, des injections irritantes modificatrices? Boinet (1) s'est longuement occupé de cette question; mais il a particulièrement en vue, dans son livre remarquable, le traitement de l'ascite.

L'histoire des injections intestinales, dans les épanchements ascitiques, est soigneusement faite dans l'ouvrage de Boinet. D'après cet auteur, Brunner proposa le premier d'y recourir. Des liquides variés, des gaz mêmes ont été employés. Varrick injecta des eaux de Bristol; Virriell, une décoction de quinquina; Jobert (de Lamballe) un mélange de vin et d'alcool; Lhomme, Gobert, des vapeurs vineuses; Roosbroke, le protoxyde d'azote. La teinture d'iode, depuis Velpeau et Boinet, fut généralement préférée. Velpeau avait fait, à ce sujet, des expériences sur les chiens. Une solution concentrée, à 1/2, détermina constamment la mort; une solution moins forte, à 1/6, les laissa survivre. Leblanc, après injection de 100 grammes de teinture d'iode dans le péritoine de deux chevaux, constata, après les avoir abattus, des adhérences entre les deux feuillets de la séreuse.

De nouveaux faits ont été rapportés chez l'homme.

Prestat (2) a fait, dans un cas, des injections iodées intra-péritonéales; il survint des phénomènes inflammatoires graves. Monod (3) a pratiqué ces injections sans accidents notables. Rudolfi (4), sur cinq tentatives de ce genre, a compté cinq morts. La réaction

(1) *Iodotherapie*, 1885, p. 157.
(2) *Arch. gén. méd.*, 1853, t. II, p. 747.
(3) Cité par Segond Ferdol, *Th. de Paris*, 1859, p. 71.
(4) *Gaz. méd*, 1855, p. 378.

péritonéale est variable suivant les espèces, les individus, suivant aussi la concentration des liquides médicamenteux et le degré d'altération de la séreuse. La présence d'un excédent fibrineux protége plus ou moins, suivant son épaisseur, les tissus sous jacents. Il faut tenir compte, en clinique, de ces condition diverses et se conduire en conséquence. Les injections iodées faibles, souvent utiles dans les péritonites enkystées, semblent plus dangereuses dans les péritonites généralisées; Boinet cependant n'en est guère partisan dans ces conditions. Faute d'observations récentes, on ne saurait les proscrire, mais on doit toujours, en cas d'indications particulières, apporter dans leur emploi la plus grande réserve.

Nous ne pouvons discuter, faute de faits, le traitement de la *péritonite hémorrhagique*. Elle est rare et ne doit pas nous arrêter.

La *péritonite purulente* est la forme habituelle de l'inflammation aiguë de la séreuse abdominale. « Jamais, dit Besnier (1) la phlegmasie aiguë du péritoine ne donne de sérosité transparente; cette règle ne souffre aucune exception » ; devant avoir seulement en vue, dans cette étude, la péritonite purulente, qu'elle résulte de la production directe du pus ou de la transformation d'un liquide séreux, peu nous importent d'ailleurs ces considérations de physiologie pathologique.

Ainsi que nous l'avons dit dans notre historique, la péritonite généralisée n'a guère tentée qu'exceptionnellement les anciens chirurgiens. Il faut arriver à ces dernières années pour trouver quelques essais véritables de thérapeutique chirurgicale. Nous connaissons la raison de cette différence. L'observation

(1) Art. Ascite du *Dict. Dechambre*, 1867. 1re série, t. VI, p. 455.

d'une part, le danger moindre de l'intervention péritonéale, d'autre part, devaient porter à de sérieuses tentatives opératoires contre la péritonite purulente.

L'observation nous démontre que la gravité de la péritonite purulente traitée médicalement ou par l'expectation est considérable.

Noack, cité par Kaiser (1), trouve 22 morts sur 37 cas. A l'institut anatomo-pathologique de Prague, la mortalité dépasse, pour 1239 faits, plus de 50 0/0. Encore faut-il remarquer que les péritonites généralisées ne sont pas seules comprises dans cette importante statistique. La guérison spontanée ne survient que dans un petit nombre de cas ; l'ouverture spontanée en est la meilleure condition. Kaiser trouve alors 12 guérisons sur 18 ; Gauderon, chez 25 enfants, note 13 guérisons sur 8 ouvertures naturelles et Segond-Féréol, 0 sur 12. La nature n'indique-t-elle pas la voie thérapeutique à suivre dans un certain nombre de cas? Malgré cette indication fournie par l'observation, les auteurs précédents n'admettent l'évacuation chirurgicale du pus que lorsque celui-ci, très abondant, gonfle l'ombilic et fait pour ainsi dire hernie.

La gravité ordinaire de l'affection, le procédé curatif suivi par la nature portent à l'intervention armée.

Nous n'avons que peu de chose à dire d'une thérapeutique préconisée par Netter en 1875 (2). Pensant que, dans la péritonite aiguë, le liquide sécrété n'a de propriétés nuisibles qu'autant qu'il est concentré et que, en le diluant, on diminuerait son action morbide ; s'appuyant aussi sur les expériences d'Her-

(1) *Deutsche Arch. f. Kl. méd.*, 1876, t. I, p. 74.
(2) *Rev. méd. de l'Est*, 1875, t. III, p. 41.

fin, cet auteur pense que des injections intra-péritonéales d'eau tiède seraient capables d'enrayer brusquement la marche de la péritonite. Bref, dit-il, créer une ascite artificielle serait la véritable méthode pour prévenir et guérir la péritonite. Mosimann (1), après des expériences comparatives sur des cobayes et des chiens, arrive aux mêmes conclusions. Un pareil traitement n'avait jamais été appliquée à l'homme en 1881. Nous ne sachions pas que des faits de cet ordre aient été publiés depuis; nous ajouterons même que le procédé de Netter nous paraît superflu ou insuffisant : superflu, dans les cas bénins ; insuffisant, dans les cas graves. Le professeur Hergott (2), dès le début, a fait de formelles réserves sur son efficacité.

Si une indication opératoire surgit, le chirurgien trouvera dans le bistouri et l'antisepsie plus de ressource que dans les simples irrigations tièdes.

Pourquoi d'ailleurs ne traiterait-on pas aujourd'hui les suppurations péritonéales comme les suppuratives pleurales et articulaires ? Nous sommes en droit d'espérer de la part de l'antisepsie les mêmes bienfaits que dans les autres régions. Ajoutons que les faits publiés jusqu'ici paraissent autoriser de sérieuses espérances et que, comme le disait Lawson Tait en 1883 (3), le temps n'est pas loin où le traitement de la péritonite purulente subira des modifications radicales. Le développement de ces considérations et des motifs qui le déterminent sera beaucoup mieux placé à la fin de ce chapitre. La connaissance des faits nous permettra alors de discuter sérieusement les indications et contre-indications opératoires.

(1) *Thèse de Paris*, 1881, n. 190, p. 41.
(2) Discussion. *Rev. méd. de l'Est*, 1875, p. 353.
(3) *Brit. med. Journ.*, 1883, p. 301.

Les observations que nous avons recueillies sont assez nombreuses, mais n'ont pas toutes une égale valeur. Nous aurions pu les classer au point de vue de la marche plus ou moins rapide de l'affection, de sa gravité, etc.; nous préférons les grouper suivant le procédé opératoire mis en œuvre, c'est-à-dire suivant qu'on a employé la ponction, l'incision simple ou la laparotomie. Ce sera plus conforme à l'esprit de notre travail.

La ponction simple suffit quelquefois; mais, ainsi que nous verrons dans plusieurs des faits rapportés dans ce chapitre, le pus d'ordinaire se reforme rapidement et nécessite une nouvelle intervention. Cependant celle-ci n'est pas indispensable; soit que le pus ne se reproduise plus, soit que l'ouverture artificielle, se fermant lentement, permette un écoulement suffisamment prolongé aux produits intra-péritonéaux, la guérison peut survenir sans drainage d'aucune sorte. Les faits suivants en sont la preuve.

Obs. XXVIII. — Israël. *Sem. méd.*, 1884, p. 150. — Jeune fille atteinte de péritonite diffuse. Ponction au trocart par le cul-de-sac de Douglas. Issue d'une grande quantité de pus fétide. Immédiatement après la ponction, les symptômes inquiétants disparaissent. Guérison.

Obs. XXIX. — Brandes, cité par Kaiser. *Archiv. für Kl. med.*, 1876, t. XVII, p. 96. — Péritonite avec tuméfaction de l'abdomen. Ouverture sur l'hypochondre droit. Il s'échappe du pus en quantité. Guérison.

Obs. XXX. — Marten. *Arch. d'anat., de path. et de chir. méd.*, 1861, t. XX, p. 530. — Lina Lessing, 10 ans. Enfant délicate, de parents sains, toujours bien portants, tombée malade à la suite d'un refroidissement avec symptômes de péritonite généralisée. Douleurs violentes dans tout l'abdomen ne permettant pas le plus léger contact. Vomissements, constipation, respiration courte et fréquente, fièvre vive. Soulagement passager par les émissions sanguines, locales et par l'opium. Collection purulente qui remonte bientôt jusqu'à l'ombilic ; fluctuation très nette, matité se déplaçant par le changement de position. Incision au bistouri, sur le point le plus saillant du nombril. Issue immédiate d'un demi-litre de pus de bonne nature et de quelques grumeaux. L'écoulement purulent persiste pendant 5 jours ; il ne sort plus dans la suite qu'un peu de liquide séreux. Au douzième jour, l'ouverture était fermée, la sonorité revenue dans tout l'abdomen, et l'enfant pouvait être considérée comme guérie.

Le drainage est habituellement nécessaire ; du moins a-t-il été généralement usité dans les faits publiés. On peut croire, avec Kronlein et d'autres chirurgiens, que les drains sont inutiles après une toilette péritonéale convenable ; mais, en dehors de cette condition, il semble que le premier souci du chirurgien soit d'assurer l'écoulement du pus. Ne pouvant saisir la source de ce dernier, il faut éviter à tout prix les accidents de rétention. Que la sortie du pus se fasse par une incision large, par des ponctions répétées, par une ouverture spontanée ou enfin par un pertuis artificiellement dilaté, peu importe. Dans les observations qui suivent, ces divers procédés ont été employés. On a pratiqué quelquefois des injections détersives et antiseptiques. Ces observations présentent d'ailleurs une certaine uniformité.

Obs. XXXI. — Eulenburg, 1863, cité par Kaiser. *Arch. f. Klin. méd.*, 1876, t. XVII. p. 98. — Fille de 9 ans. Abcès péritonéal que l'on ouvre sous l'ombilic. Plus tard, il se fait une rupture de l'abcès dans l'intestin.

Lavage de la cavité abdominale et guérison.

Obs. XXXII. — E. Winge, 1870, cité par Kaiser. *Arch. f. Klin. méd.*, 1876, t. XVII, p. 98. — 24 ans, étudiant en médecine. Souffre dans le bas-ventre depuis qu'il a fait une grave maladie. Il présente une péritonite diffuse purulente à la suite d'un coup reçu en janvier 1869. Au dix-septième jour de sa maladie, ponction sur la ligne blanche. Le 16 et le 25 avril, le 12 et le 21 mai, nouvelles ponctions. On lave l'abdomen avec une solution salée. Le 2 juin, il sort beaucoup de pus. Drainage. Le 16 et le 27 juillet, il s'écoula du pus grisâtre de mauvaise odeur. Le 23 août le malade guérissait.

Obs. XXXIII. — Aarestrup. *Canstatt's Jahresbericht*, 1871, t. II, p. 12, et *Th. citée de Gauderon*, p. 98. — Jeune fille de 12 ans, souffrait d'une péritonite généralisée. Aarestrup fait une ponction au milieu de la région proéminente et introduit un tube à drainage. Il s'écoule une grande quantité de pus. Après cette opération, la distension du bas-ventre diminue de plus en plus, l'état général s'améliore. La jeune fille put quitter l'hôpital après trois mois de séjour. Guérison complète.

Obs. XXXIV. — Brunniche (1873). *Schmidt's Jahrbücher*, 1877, p. 173. — Enfant de 6 ans, atteint, en octobre 1871, d'une affection intestinale avec fièvre, diarrhée rebelle. Le 9 novembre, à son entrée à l'hôpital de Copenhague, on trouva l'abdomen ballonné, donnant à la percussion un son clair au-dessus de l'ombilic, de la matité au-dessous et un son tympanique dans le côté droit. Ondulation et déplacement de la sonorité par les changements de position. L'incurvation des côtes à droite paraissait exagérée. Bord supérieur du foie au niveau de la cinquième côte, bord inférieur à un pouce au-dessous du rebord costal.

Le 20 novembre. Par ponction, au milieu de la ligne de l'ombilic à la symphyse, on retire 280 cc. de pus liquide. A la suite, sonorité généralisée, abaissement du bord inférieur du foie, amélioration.

Le 22. La collection s'est reformée et, le 23, atteint l'ombilic.

Le 4 décembre. Ponction aspiratrice, écoulement de 575 cc. de pus, injection d'une solution d'iodure de potassium iodée ; amélioration. Bientôt nouvelle collection.

Le 12. Le pus se crée lui-même une voie à travers l'ouverture au niveau de la ponction; après un écoulement qui dura deux jours l'abdomen était revenu sur lui-même et l'état du malade amendé. L'écoulement diminua progressivement et l'abdomen se tuméfia de nouveau. A travers la fistule on pénétrait, avec une sonde, dans une cavité à parois rugueuses, semées de granulations.

Le 19. On introduit dans la fistule une tige de laminaria. Le lendemain, il s'écoule un liquide séreux, puis purulent.

Tube à drainage et lavages quotidiens phéniqués. La collection se vide chaque jour. L'abdomen reprend sa forme naturelle. L'écoulement de pus s'arrêta encore une fois en février 1872 et il se forma une collection. On mit un nouveau drain et l'écoulement reprit son cours.

26 février. Nouvelle injection d'une solution iodée, le pus devient plus rare et plus séreux.

2 avril. Il persiste encore une petite ouverture fistuleuse, qui laisse passer une sonde d'un pouce.

1er mai. La fistule était complètement guérie. L'état général est allé en s'améliorant toujours de plus en plus. La nutrition se fait bien. Guérison complète.

Obs. XXXV. — Kussmaul. *Deuts. Arch. kl. med.*, 1876, t. XVII, p 75. — Rosine K..., 24 ans, Pas de maladie antérieure. Accouchement en janvier 1878. En avril, ictère et fièvre.

16 avril. Vomissements, coliques, étourdissements. Depuis, douleurs violentes dans l'abdomen. Le sujet est actuellement vigoureux. Douleur épigastrique, tympanisme abdominal. T. 39,8, le soir. Les jours suivants, aggravation symptomatique; le météorisme augmente, cyanose, respiration fréquente.

6 mai. Etat plus grave, fluctuation nette de toute la région abdominale; vomissements.

Le 10. Une ponction avec l'aspirateur Dieulafoy, au-dessous de l'ombilic, sur la ligne blanche, donne un demi-litre de pus jaune, sans odeur. Soulagement. Le lendemain, une deuxième ponction donne 650 cc. de pus.

Le 16. Ventre très tendu, vomissements. L'ombilic devient proéminent. 6 juillet. On l'incise au bistouri et on donne issue à une grande quantité de pus, épais, inodore. Une sonde cannelée pénètre profondément. Au commencement d'août, le pus devient odorant, brun, il y a de la fièvre. A la fin d'août, injections iodées par la fistule que l'on a dilatée à la laminaria. Vers la fin septembre, la fistule se ferme. La malade a eu des poussées fébriles. La guérison était complète fin novembre.

Obs. XXXVI. — Francis W. Greene. *The Lancet*, 1885, t. II, p. 90. — Mary T..., 9 ans, émaciation considérable, ventre ballonné, épanchement abdominal. Péritonite existant depuis trois semaines. Ponction au trocart, issue de trois pintes de liquide purulent. Le lendemain le pus se reforme. Au moment de faire une deuxième ponction, on voit du pus sortir par l'ombilic. On dilate l'orifice avec une pince et il sort encore trois nouvelles pintes de pus. Drain. L'écoulement purulent diminue de jour en jour et la malade sort au bout de quinze jours.

Obs. XXXVII. — Bossart, *Rev. méd. Suis. rom.*, 1885, p. 490. — Angèle M..., 4 ans. Pas d'antécédents héréditaires. Malade depuis le 18 février 1885. Diarrhée. T. 39°. Le lendemain, T. 39,7. P. 160. Abdomen très douloureux. A la palpation, il offre de la crépitation et du clapotement. Dans la deuxième semaine de mars, augmentation du ventre et saillie de l'ombilic. Le 2 avril seulement, les parents autorisent une intervention. Bossart fait sur la tumeur ombilicale une incision de 5 à 6 cm.; il s'écoule environ quatre litres de pus épais, verdâtre, inodore. Drain; pansement antiseptique. Dès lors la fièvre tombe, l'enfant retrouve son sommeil. La plaie se ferme le 7 avril. Huit jours après, le ventre augmente de volume, la plaie s'ouvre et laisse écouler un litre de pus, puis se referme graduellement et définitivement.

La petite malade reprend ses forces et se lève au commencement de mai. Le ventre est encore un peu ballonné, mais indolore. L'enfant sort dès la seconde semaine de mai.

Obs. XXXVIII. — Lannelongue. *In Dupaquier, thèse de Paris*, 1885, n° 223. — MM. Lannelongue, Germain Sée et Straus voient un collégien de 15 ans atteint d'une péritonite. Fièvre, ballonnement, douleur abdominale, constipation, anxiété. Le ventre devient énorme; menace d'asphyxie.

M. Lannelongue fait une ponction à l'union du flanc et de l'hypochondre et ramène du pus verdâtre et quelques gaz. La canule, laissée à demeure, donne, par la toux, issue à des gouttelettes de pus projetées. On remplace la canule par une sonde uréthrale en gomme enfoncée aisément à 10 centimètres. La pression abdominale fait sortir du pus. On injecte de l'eau tiède, d'abord simple, puis légèrement alcoolisée et phéniquée. Les jours suivants, on fait d'abondants lavages un peu iodés. La source du pus ne tarit pas. M. Lannelongue songe à une large incision, mais l'état de faiblesse du malade le retient et il fait une simple contre-ouverture vers la fosse iliaque. Drainage; guérison rapide.

La plupart des observations précédentes sont remarquables par la rapidité du résultat obtenu. On notera d'ailleurs que tous les malades sont de jeunes sujets, c'est-à dire placés dans des conditions vitales avantageuses ; cinq d'entre eux ont moins de 15 ans. L'ombilic est fréquemment le siège de l'incision ; c'est en effet le point faible de la paroi abdominale. On sait que l'ouverture spontanée tend souvent à se faire à ce niveau ; le chirurgien n'a donc fait qu'imiter la nature et hâter l'évacuation du pus. La rétention des liquides purulents peut être évitée en ne retirant le drain que tardivement. Le cas de Bossart est un avertissement. La canule à demeure de M. Lannelongue, la sonde, les lavages détersifs et antiseptiques ont permis d'éviter la laparotomie (à laquelle songeait d'ailleurs le chirurgien) et de sauver le jeune malade. Les faits que nous allons maintenant relater ont donné lieu à une intervention plus radicale. Au fur et à mesure que le chirurgien devient maître, par l'antisepsie, des accidents consécutifs à l'ouverture abdominale, la laparotomie est plus souvent pratiquée. Elle permet, en effet, une désinfection péritonéale sérieuse, une exploration suffisante des viscères et, le cas échéant, une action sur ces derniers. Les observations que nous rapportons forment deux séries par leurs résultats opposés. Dans la première série, guérison plus ou moins rapide; dans la deuxième série, mort dans les vingt-quatre heures. Toutes offrent un intérêt considérable. Nous les transcrirons avec quelques détails.

Obs. XXXIX. — Lawson Tait. *Brit. med. journ.*, 1883, p. 301. — E. T..., 18 ans. Malade depuis quelque temps. Emaciation extrême. Ventre tuméfié, distendu; vomissements, diarrhée. T. 102 F., P. 120. Quand le chirurgien le voit, le ventre contient beaucoup de liquide. Laparotomie. Issue d'une grande quantité de pus et de flocons blanchâtres. Toilette péritonéale aussi parfaite que possible, drainage. Le drain reste en place une semaine et donne issue à beaucoup de pus et de grumeaux. Quand on enlève les sutures abdominales, la plaie s'ouvre et il sort beaucoup de flocons dont un volumineux.

Opéré le 17 avril, le malade était complètement guéri en septembre. En octobre, c'était un solide jeune homme qu'on avait peine à identifier avec l'adolescent fluet vu six mois auparavant.

Obs. XL. — Elias. *Rev. Hayem*, 1886, p. 686. — Femme, 43 ans. Ovariotomie en 1880. Ventre volumineux, fluctuation à la partie supérieure. Pâleur, faiblesse, amaigrissement, œdème des membres inférieurs. Asphyxie menaçante. Une ponction donne issue à neuf litres de liquide clair.

Diagnostic. — Péritonite cancéreuse ou tuberculeuse.

Une dernière ponction, faite en décembre, fournit du pus épais, à odeur fécaloïde et provoque un collapsus.

25 décembre. Laparotomie, évacuation de six litres de pus,

lavages phéniqués. Dès ce moment, abaissement de la température, amélioration générale. Il reste, dans la suite, une fistule purulente où la malade pratique des lavages antiseptiques.

En juin 1881, la canule est enlevée et la cicatrisation complète.

Obs. XLI.—Studenski. *Centralblatt für chirurg.*, mars 1880, p. 172.—Enfant, 12 ans. Typhus abdominal le 14 décembre 1884. En janvier 1885, amaigrissement considérable; abdomen ballonné, téguments sains, fluctuation manifeste, douleurs vives. T. m. 37°; T. s. 38,5. Formation d'une collection purulente. Ecoulement par l'aspirateur Potain de six livres d'un liquide purulent. La température ne tombe pas et les jours suivants la collection se reproduit.

8 janvier. Incision de deux pouces au-dessous de l'ombilic, sur la ligne médiane. Ecoulement d'environ six livres de pus louable, inodore. On vit les anses intestinales et la vessie pleine. L'exploration digitale montra qu'une partie de l'abdomen et du bassin était occupée par l'épanchement. La cavité abdominale fut lavée avec une solution de glycérine boriquée jusqu'à ce que le liquide ressortit clair. Suture de la plaie drainage avec deux gros tubes. Durant les cinq à six premiers jours, pansement et lavages bi-quotidiens. Chûte de la température. Bientôt la malade ressentit des douleurs et de la matité au niveau de la rate. Ponction aspiratrice sans résultat. La malade allait en baissant. De la cavité ne s'écoulait plus qu'une sécrétion claire.

6 février. Il s'échappe subitement par la plaie une grande quantité de pus sanguinolent, fétide, qui venait de la région splénique. Chute complète de la température. Deux jours après, survint un érysipèle qui dura neuf jours. La convalescence s'établit lentement, enrayée encore par des contractures des genoux. Vers l'automne, la malade était complètement guérie.

Obs. XLII. — Kronlein. *Arch. f. Klin. Chir.*, 1886, t. XXXIII, p. 518. — Jeune homme, 18 ans. Il y a 8 jours, douleurs abdominales vives et vomissements après ingestion de cerises. Trois jours après, douleurs, pas de selle depuis le début, malgré des laxatifs. Ventre un peu ballonné, vomissements. Diagnostic : iléus.

Le 25 juillet, Kronlein le voit à sa clinique. Pas de fièvre, ventre ballonné et tuméfié vers l'ombilic, parois tendues. Tympanisme partout sauf vers le nombril où il y a de la matité. Pas de selle. Diagnostic : péritonite avec occlusion ou perforation intestinale.

Le 26, affaiblissement marqué, vomissements fécaloïdes, pas de selle. Laparotomie en vue surtout de la péritonite. Incision de l'ombilic à la symphyse. Anses intestinales rouges, recouvertes d'exsudats fibrineux ; sérosité sanguinolente, abondante, à odeur fécaloïde. On sépare les anses agglutinées et on trouve en arrière un exsudat séro-fibrineux, puis purulent. Malgré une exploration minutieuse, on ne trouve rien de particulier, sauf du pus, dans le bassin et la fosse iliaque droite. Lavages de l'intestin amené au niveau de la plaie (sublimé à 1 sur 2,000). Désinfection soignée et complète. Suture abdominale, double, sans drain. On a de la peine à faire rentrer l'intestin dans le ventre. Pansement iodoformé. Le collapsus était considérable et on dut pratiquer pusieurs injections d'éther. Pas d'incident notable les jours suivants sauf quelques vomissements. Ceux-ci cessent le 28 juillet. Pas de fièvre ; puis selle spontanée, abondante. Diarrhée au commencement d'août. Amélioration rapide et progressive. Malgré le météorisme excessif, la plaie abdominale a guéri par première intention en six jours. Guérison complète.

Le 10 novembre, le sujet est en parfaite santé.

Ajoutons que Bertels (1), de Saint-Pétersbourg, a opéré de la sorte une enfant de 9 ans, atteinte de péritonite aiguë diffuse, et l'a complètement guérie. Caselli, de Gênes (2), a également obtenu un excellent résultat.

(1) Cité par Dupaquier.

(2) *Sem. méd.*, 28 avril 1886, p. 179.

Les quatre faits précédents sont véritablement démonstratifs; ils témoignent hautement en faveur de l'intervention.

Le sujet de Lawson Tait était dans le marasme le plus complet. A partir de l'opération, l'amélioration a été lente, mais progressive. Ainsi que le dit l'auteur, on avait peine, quelques mois après, à identifier l'ancien malade et le solide jeune homme qu'on avait sous les yeux.

La femme d'Elias est un exemple de transformation d'un liquide séreux en liquide purulent. L'enfant de Studenski offre la présence d'une seconde poche purulente qui a failli tout compromettre. Enfin le jeune homme opéré par Kronlein a fourni le plus magnifique succès qui ait été obtenu jusqu'ici.

L'indication opératoire était fournie, dans le cas de Kronlein, par des phénomènes d'occlusion intestinale et par la péritonite. On remarquera les nombreuses manœuvres nécessités par l'agglutination des anses intestinales et la recherche d'une lésion du tube digestif, les lavages abondants sur l'intestin amené partiellement à l'extérieur de la cavité abdominale, l'absence de drainage légitimée par une toilette péritonéale soignée, la difficulté de refermer l'abdomen, enfin l'état de collapsus résultant de cette opération considérable.

Une telle intervention donne une haute idée de l'opérateur et des ressources actuelles de la thérapeutique chirurgicale.

Les observations de notre seconde série de laparotomies sont uniformes dans les résultats. La mort a été constante. Ainsi qu'on va le voir, la situation organique des malades était, au moment de l'opération, extrêmement précaire. Une intervention hâtive aurait-elle donnée de meilleurs résultats? Il est permis de le penser.

Obs. XLIII. — Marrant-Baker. *The Lancet*, 1885, t. II, p. 950. — Enfant de 15 ans, reçu mourant à Saint-Bartholomews Hospital. Vomissements, constipation, tympanisme, hypothermie. L'incision du péritoine donne beaucoup de pus. Toilette, drain. Mort au bout de 4 heures.

Autopsie. — Péritonite vive sans cause appréciable.

Obs. XLIV. — Samuel West. *The. Lancet*, 1885, t. II, p. 950. — Julia S..., 10 ans. Douleur abdominale subite, pas de frissons, vomissements intenses. Cet état persiste durant les 4 jours qui précèdent l'admission à l'hôpital. Pas de renseigements ; douleurs, ballonnement, point de tumeur ; un peu de matité vers les deux flancs. T. 99°8 F. P. 100. R. 28. Vomissements fréquents non fécaloïdes. Par le rectum, on constate quelque chose d'anormal dans le bassin. L'état s'aggravant, on ouvre l'abdomen sur la ligne médiane. On trouve du pus dans la partie inférieure, et on l'évacue ; drainage, lavages ; la mort survient 6 heures après.

Autopsie. — Péritonite purulente sans cause saisissable.

Obs. XLV. — Wade. *The Lancet*, 1886, t. I, p. 343. — Garçon de 6 ans. Trois jours après une attaque gastro-intestinale, état très grave. Quand Wade le vit, il paraissait presque perdu. Laparotomie (pratiquée par Malins). Beaucoup de pus fétide s'échappe. Amélioration après l'opération. Mort au bout de 24 heures.

Les résultats généraux obtenus dans les observations relatés sont les suivants : 11 ponctions ou incisions étroites, 11 guérisons; 8 laparotomies, 5 guérisons. Le fait heureux de Reibel, sans portée thérapeutique actuelle, n'est pas compris dans notre relevé. En tout 80 0/0 de succès. Si l'on tient compte de la gravité des cas, d'une part, si l'on se rappelle la mortalité élevée de la péritonite purulente non traitée, d'autre part, on conviendra de l'utilité de la thérapeutique chirurgicale. Celle-ci ressort non de la statistique, insignifiante en l'espèce, sans valeur même, par suite de la non publication d'un certain nombre de faits malheureux, mais de l'étude attentive des observations, des conditions de l'intervention et de l'amélioration presque immédiate qui a suivi l'évacuation du pus. L'intervention chirurgicale est donc légitime. Dans quels cas doit-elle se manifester, c'est-à-dire quelles sont ses indications et ses contre-indications? Quel est le mode opératoire que l'on doit préferer? Examinons ces différents points.

Nous avons vu que les péritonites avec épanchement purulent méritaient seules, en thèse générale, une thérapeutique armée. Quand des symptômes généraux et locaux indiquent une suppuration abdominale, faut-il ponctionner aussitôt et retirer le liquide? Cette pratique peut offrir quelques dangers. Avant de faire une ponction, il convient d'attendre la formation d'une collection capable d'être reconnue par l'examen extérieur. Il serait imprudent de ponctionner au hasard. On conçoit dès lors qu'un traitement chirurgical reste contestable, soit lorsque le pus intra-abdominal est en petite quantité, soit lorsqu'un météorisme excessif rend l'exploration difficile ou imparfaite. Certaines péritonites, par leur marche insidieuse, leurs allures vives, leur caractère éminemment septique, échapperont donc ordinairement à toute thérapeutique opératoire. Il faudrait, pour agir à temps, une décision rapide de la part du chirurgien et des circonstances multiples qu'on rencontre rarement à l'hôpital ou dans la clientèle privée. Les formes en question resteront donc le plus souvent au-dessus de nos ressources. Beaucoup de chirurgiens repoussent d'ailleurs, en l'espèce, toute intervention armée.

Il est heureusement d'autres cas à marche moins rapide, à septicémie moins marquée, dans lesquels on rencontre un épanchement purulent relativement abondant. Ce sont des faits analogues à ceux que nous avons rapportés ; nous les visons particulièrement ici. Le pus est démontré dans le péritoine, soit par les phénomènes généraux, soit par une ponction exploratrice, que faut-il faire? Nous savons que certains auteurs, confiants dans les efforts curatifs de la nature, attendent l'ouverture spontanée de la collection purulente. Les dangers de l'expectation, les succès d'une intervention appropriée nous permettent, en général, d'agir chirurgicalement et de donner issue au pus intra-péritonéal. L'opération sera d'autant plus hâtive que les phénomènes généraux seront plus menaçants, que la résistance du sujet paraîtra plus affaiblie, que la gêne fonctionnelle résultant de l'épanchement sera plus considérable. La saillie de l'ombilic, l'ouverture prochaine de la tumeur seront des motifs supplémentaires d'intervention précoce.

Puisque l'accumulation du pus dans la cavité péritonéale est, dans le cas qui nous occupe, la cause réelle des désordres généraux et locaux, l'évacuation du liquide est la seule thérapeutique rationnelle. Les résultats de l'ouverture spontanée ou artificielle le démontrent nettement. L'incision régulière, avec drainage et quelquefois lavages consécutifs, est préférable même à un pertuis irrégulier, insuffisant. Le danger de l'intervention est insignifiant à côté de celui de l'expectation. Les complications ; issue du pus dans l'intestin, phénomènes d'étranglement, etc., doivent précipiter l'action du chirurgien.

En résumé, il semble ressortir de cette étude que la

péritonite purulente généralisée, en dehors des suppurations éminemment septiques et presque foudroyantes, est susceptible d'un traitement chirurgical.

On doit traiter les suppurations péritonéales comme les suppurations pleurales et articulaires : *ubi pus, ibi evacua* (1). Les résultats sont souvent utiles et quelquefois efficaces ; ils deviennent d'autant plus satisfaisants que l'opération sera plus complète et plus précoce.

A quel procédé faut-il avoir recours? Nous savons que la ponction simple peut suffire. On la fera par l'abdomen ou par le vagin. La ponction vaginale est indiquée, suivant Hegar et Kaltenbach (2), quand la collection purulente bombe vers le cul-de-sac postérieur. Israël a opéré avec succès par cette voie.

La ponction suffit rarement. Si la marche lente de la maladie et l'absence de complications donnent du temps, le chirurgien pourra se servir du trocart à diverses reprises. Il ne faudra pas inutilement insister sur ce moyen.

L'incision, suivie du drainage et quelquefois de lavages antiseptiques, est généralement préférable. On la fera suffisante et en vue de l'écoulement facile des liquides purulents. Les lavages sont indiqués s'il survient des phénomènes septiques sérieux.

L'incision large, la laparotomie, nécessaire quelquefois, est plus avantageuse. Elle permet un écoulement facile du pus, une toilette soignée, la destruction des adhérences, l'ablation des exsudats et un drainage parfait, le cas échéant.

L'observation de Kronlein nous a montré que, dans la crainte de lésions viscérales, on peut quelquefois

(1) Kronlein. *Loc. cit.*, p. 511.
(2) *Loc. cit.*, p. 159.

inspecter minutieusement les anses intestinales, les laver, les désinfecter, les remettre en place, et, malgré toutes ces manœuvres, guérir son malade. La laparotomie primitive est assurément l'opération qui répond le mieux aux indications opératoires de la péritonite purulente. Les ponctions restant infructueuses, l'ouverture ombilicale paraissant insuffisante, la laparotomie secondaire se présente comme une précieuse ressource thérapeutique. Grâce à l'antisepsie, sa bénignité relative n'est plus à démontrer.

CHAPITRE VII.

PÉRITONITES PUERPÉRALES.

La péritonite est une manifestation fréquente des formes graves de la puerpéralité. Béhier l'a rencontrée 114 fois sur 142 autopsies. Généralisée ou localisée, elle est habituellement diffuse au début. L'épanchement, quelquefois nul, existe souvent, plus ou moins abondant, sanieux ou purulent.

La thérapeutique chirurgicale de cette affection avait peu préoccupé les anciens chirurgiens. Guillemeau (1) recommandait cependant l'ouverture par le vagin quand le pus de la péritonite bombe vers le fond de cette cavité. Nous avons vu que J. Guérin (2) préconisait les lavages du péritoine. Nous savons enfin qu'on se hasardait quelquefois à vider certaines collections purulentes enkystées.

Le traitement de la péritonite puerpérale est aujourd'hui prophylactique, palliatif ou curatif. La prophylaxie, basée sur la connaissance à peu près exacte des éléments pathogènes, de leurs modes de dissémination et de propagation, des moyens propres à les détruire, donne des résultats remarquables. Le traitement palliatif, s'adressant à quelques symptômes particuliers, n'a qu'une valeur secondaire. Le traitement curatif paraît gagner du terrain dans l'esprit des chirurgiens, et semble appelé à entrer, pour

(1) *Traité d'accouch.*, 1643.
(2) *Bull. Acad. Méd.*, 1858, t. XXIII, p. 823.

quelques cas particuliers, dans la pratique chirurgicale.

Nous aurons en vue, dans cette étude, la péritonite généralisée et les péritonites localisées qui se montrent dans les premières semaines après l'accouchement ou l'avortement. Les formes localisées, à manifestations graves plus tardives, en dehors de la puerpéralité, ne se rattachent à ce chapitre que par leur étiologie; elles seront étudiées dans une autre partie de ce travail.

a). *Péritonite diffuse.* — La thérapeutique chirurgicale de la péritonite diffuse doit tenir grand compte de deux éléments importants, à savoir : la rapidité de la marche et la localisation primitive ou secondaire de l'inflammation sur le péritoine. Les formes foudroyantes emportent les malades en deux ou trois jours, quelquefois en vingt-quatre heures, douze heures même, pour ainsi dire, avant qu'on ait pu songer à l'intervention directe. Ces formes suraiguës et quelques autres à allures moins vives représentent ordinairement une des manifestations les plus élevées de la septicémie puerpérale. Effet second ou phénomène accessoire d'une infection organique générale, insidieusement effectuée par la voie génitale, elles ont échappé jusqu'ici à la thérapeutique actuelle. Tout au plus le météorisme excessif qu'elles produisent souvent se prête-t-il à quelques ponctions capillaires. Il est heureusement d'autres péritonites généralisées à marche moins rapide, où l'inflammation péritonéale précède l'infection générale et dans lesquelles les produits septiques qui en résultent représentent un véritable danger pour les malades. Dans ces cas, malgré l'opinion contraire de Moser,

Scanzoni, Marten (1), etc., qui considèrent la puerpéralité comme une contre-indication opératoire absolue, nous croyons à l'utilité de l'intervention et nous espérons la démontrer. Il importe de séparer les péritonites de la première catégorie des péritonites de la seconde.

Mais est-il possible de reconnaître des conditions morbides si différentes? Pouvons-nous distinguer si la péritonite est primitive ou secondaire, si l'état péritonéal domine l'état général, ou si l'état général domine l'état local? Grave question pour la thérapeutique.

Dupaquier (2) se demande d'abord si l'on ne doit pas mettre la péritonite primitive sur le compte de la lymphangite et la péritonite secondaire sur celui de la phlébite. La première, survenant généralement de bonne heure après l'accouchement, avec frissons peu intenses, état général peu altéré, se distinguerait aisément de la seconde qui présente de violents frissons, un teint jaunâtre, un état général grave. En théorie, ce diagnostic paraît valable; en pratique, il est souvent spécieux. Au point de vue anatomo-pathologique, on sait que la lymphangite est la règle et la phlébite l'exception; au point de vue thérapeutique, on doit se baser exclusivement sur des considérations cliniques. L'intervention sera rationnelle, *à priori*, quand l'épanchement septique péritonéal menacera d'infecter l'organisme; elle sera contre-indiquée quand la péritonite représentera une simple manifestation d'une septicémie générale; nous verrons néanmoins que cette proposition comporte, dans la pratique, certaines restrictions.

(1) *Virchow's Arch.*, t. XX, p. 530.
(2) *Thèse de Paris*, 1885, p. 36.

L'absence d'une quantité appréciable de liquide intra-péritonéal autorise-t-elle une intervention chirurgicale. Nous discuterons ce point important à la fin du chapitre. Un météorisme excessif peut, dans un certain nombre de cas, gêner la respiration, troubler la miction, etc., nécessiter un certain nombre de ponctions.

Depaul (1), en 1871, a relaté l'histoire d'une femme atteinte de péritonite puerpérale grave, présentant un météorisme extrême, chez laquelle plusieurs ponctions donnèrent un résultat particulièrement favorable. Non seulement l'amélioration symptomatique fut considérable, mais encore l'état général se modifia avantageusement et, quelques jours après, le chirurgien ne doutait plus de la guérison.

Le professeur Trélat (2), d'autres encore, avaient déjà pratiqué, dans des cas analogues, plusieurs ponctions intestinales; la marche fatale de l'affection n'avait pas été enrayée. La pneumatose abdominale complique gravement la péritonite ; son traitement ne saurait être négligé. Nous avons relaté une observation curieuse, où une opération mal réglée avait abouti fortuitement à une perforation intestinale, permis l'issue permanente des gaz et fut suivie d'une guérison complète (3). Elle plaide en faveur des ponctions dans le météorisme péritonitique. Les chirurgiens en sont d'ailleurs généralement partisans. La bénignité des piqûres intestinales autorise à les recommander. On n'en retire malheureusement d'ordinaire qu'un bénéfice passager et insuffisant.

L'épanchement, assez fréquent dans les péritonites

(1) *Gaz. hôp.*, 1871, p. 335.
(2) *Ibid.*
(3) Reibel. *Gaz. med. Strasbourg*, 1883, p. 2.

qui nous intéressent, permettra quelquefois une intervention plus active. Tantôt le liquide intra-péritonéal est séreux ou lactescent et, dans ce dernier cas, avait pu faire croire à la métastase laiteuse ; son abondance autoriserait une ou plusieurs ponctions ; tantôt le liquide est sanieux ou purulent, nettement septique. Les phénomènes généraux graves qui en sont la conséquence, l'infection organique menaçante qui en résulte peuvent autoriser un traitement chirurgical plus ou moins large et plus ou moins rapide.

Les irrigations, les lavages intra-péritonéaux préconisés par J. Guérin, par Netter, ne semblent convenir qu'à un petit nombre de cas. Ils agissent un peu à l'aveugle et paraissent insuffisants dans les circonstances graves. Segond, Féréol, Hervieux agiraient par le vagin ; d'autres préféreraient la voie abdominale.

Pour nous faire une idée de la valeur réelle de la thérapeutique chirurgicale dans certaines péritonites et du mode opératoire préférable, voyons d'abord les faits publiés dans lesquels le chirurgien est intervenu.

Il existe un certain nombre d'observations déjà anciennes dans lesquelles l'évacuation simple du pus a facilité ou même déterminé la guérison.

Obs. XLVI. — Pujol, 1789, cité par Kaiser. *Arch. f. klin. Med.*, 1876, t. XVII, p. 97. — La baronne R..., 24 ans. Péritonite puerpérale. Fluctuation au treizième jour de sa maladie. Ponction avec un trocart. Évacuation de 6 livres de pus fétide. Amélioration. Bientôt nouvelle douleur et nouvelle tuméfaction. On ouvrit et on évacua encore du pus. Le ventre se vida en 5 ou 6 jours. Il resta une fistule qui ne se ferma que 6 mois plus tard.

Obs. XLVII. — Naumann, cité par Kaiser. *Arch. f. klin. Med.*, t. XVII, p. 96. — Cas très grave de péritonite puerpérale. Le médecin, en présence de la durée de la maladie, se résout à la paracentèse. Guérison après écoulement de pus fétide.

Obs. XLVIII. — Lepelletier, cité par Kaiser. *Arch. f. klin. Med.*, 1876, t. XVII, p. 96. — Une femme, 8 jours après ses couches, est atteinte de péritonite. Gonflement rapide du ventre. Disparition des symptômes aigus après 15 jours de maladie. Fluctuation nette. 6 pintes de pus liquide furent évacués avec le trocart. 8 jours après, fièvre, vomissements. L'ombilic est projeté en avant ; abcès ; cet abcès s'ouvre, et du pus s'écoule. La malade guérit bien.

Obs. XLIX. — Hervieux. *Traité clinique des maladies puerpérales, suite de couches*, 1870, p. 107. — Accouchement normal. Au huitième jour, fièvre, diarrhée, vomissements verdâtres. Ventre douloureux et météorisé. Au quatorzième jour, tuméfaction notablement augmentée, surtout vers l'épigastre. Fluctuation manifeste. Ponction comme dans l'ascite. Evacuation d'un liquide analogue à du petit lait. Huit jours après, nouvelle fièvre, vomissements. Formation d'une tumeur au nombril. Celle-ci s'abcède d'elle-même. Guérison au bout de plusieurs mois.

Obs. L. — Hervieux. *Traité clinique des maladies puerpérales*, 1876, p. 217. — Accouchement long et pénible. A la suite de celui-ci, douleurs vives à l'hypogastre, dureté du ventre. Oppression, vomissements fréquents. Amélioration légère les jours suivants, mais le ventre reste dur, tendu et douloureux. Elancements douloureux dans la région hypogastrique. Ponction au point le plus déclive, au voisinage de l'aine gauche. Évacuation d'une grande quantité de pus. Guérison.

Obs. LI. — Dressler, cité par Kaiser. *Arch. f. klin. Med.*, 1876, t. XVII, p. 98. — Deux mois après accouchement, fluctuation dans l'abdomen. Par ponction, on retire du pus et des gaz. Après évacuation, la fièvre disparaît. Quatre semaines après, guérison.

Dans quelques autres faits, l'évacuation est provoquée par une ouverture à la lancette; l'issue du pus se fait plus ou moins rapidement sous l'influence des mouvements abdominaux.

Obs. LII.— Richter, cité par Kaiser. *Arch. f. klin. Med.*, 1876, t. XVII, p. 97. — Primipare, 23 ans, accouchée le 4 avril 1842. Le 5, douleurs abdominales, gonflement, fluctuation. Le 23 août, incision à la lancette au niveau de l'ombilic et évacuation de 20 livres de pus. Le 3 septembre, la malade se lève. Guérison.

Obs. LIII.— De La Motte. *In Dupaquier, Thèse de Paris*, 1885, p. 26. — Après un accouchement fort long, douleur dans l'épigastre. Ventre dur et tendu, ténesme vésical, vomismissements, oppression. Vers le bas-ventre, bientôt battements et élancements. Ouverture à la lancette au voisinage de l'aine gauche et issue d'une grande quantité de pus. Guérison dans la suite.

On vient de voir que les opérateurs qui nous ont précédé ne craignaient pas de donner issue aux liquides capables, par leur action sur l'économie, de déterminer la mort. Ils n'agissaient, il est vrai, que dans des circonstances graves; mais enfin ils usaient, contre le péritoine, du trocart et de la lancette. L'emploi du bistouri marque, à notre époque, un mouvement opératoire plus énergique. Au fur et à mesure que les opérations sur l'abdomen donnent de meilleurs résultats, on a recours à des ouvertures plus larges qui, depuis quelques années, constituent de véritables laparotomies.

Nous avons vu que certains opérateurs préféraient

l'ouverture des péritonites purulentes par le vagin et d'autres par l'abdomen. Le lieu opératoire est l'objet d'inductions spéciales que nous discuterons ultérieurement. Disons immédiatement que la direction manifeste de la collection liquide dans un sens ou dans l'autre, ainsi que la facilité variable, suivant les cas, du drainage vaginal ou abdominal, peuvent déterminer le point de l'incision. Ces considérations paraissent avoir guidé le choix de Kaltenbach.

Obs. LIV. — Kaltenbach, cité par Kaiser. *Arch. f. klin. med.*, 1876, t. XVII, p. 99. — Femme de 35 ans, quatrième couche. Péritonite aiguë dont la malade ne se relevait pas. Par le cul-de-sac post. du vagin, on lui fait une incision au bistouri par laquelle on vide un 1/2 litre de pus. La malade guérit bientôt.

Dans les autres observations de péritonites puerpérales généralisées ou mal localisées que nous avons pu recueillir, l'ouverture abdominale a été pratiquée suivant les règles actuelles. Voici ces faits brièvement réunis.

Obs. LV. — Boje. *Schmidt's Jahrbücher*, 1877, p. 173. — Femme âgée de 26 ans. Accouchement il y a 6 semaines. Pendant 14 jours après l'accouchement, la malade se porta bien. A ce moment, douleurs rémittentes dans l'abdomen ; un peu plus tard, toux pénible avec expectoration abondante séro-purulente, dypsnée, sueurs profuses, abattement. Congestion de tout le poumon droit. Abdomen ballonné, non très sensible, sans œdème. Coloration brunâtre de la peau. Matité de la symphyse au cardia et des deux côtés. Pas de fluctuation bien manifeste, mais, à la palpation, on a la sensation d'un liquide épais. Ecoulement purulent par une ponction exploratrice. Incision longue de 2 pouces ; du pus épais, jaunâtre abondant s'en échappe. Par l'incision, on sent les intestins, mais nulle part on ne peut fixer une limite précise à la cavité.

Injections phéniquées ; 10 jours après la guérison était complète.

Obs. LVI. Kaltenbach. *Gynécologie opératoire*, 1885, p. 412. — Femme de 23 ans. Epanchement séro-fibreux, consécutif à une péritonite chronique post puerpérale. Tumeur dépassant de quatre travers de doigt le pubis. On crut à un kyste de l'ovaire et on fit la laparotomie. L'épanchement, entouré par une coque pseudo-membraneuse épaisse fut vidé ; il était de 5 litres environ. Drainage par le vagin et les deux régions lombaires à l'aide d'un gros trocart enfoncé de dedans en dehors. Guérison presque complète au bout de 6 mois. Mort de phthisie 2 ans après.

Obs. LVII. — Playfair. *Brit. méd. Journ.*, 1883, t. I, p. 455. — Femme de 26 ans ; accouchement le 6 décembre 1881 ; sort le seizième jour. Deux jours plus tard, écoulement fétide par le vagin. Le vingt-quatrième jour après les couches, le ventre devient gros et douloureux. Elle entre à King's-College Hospital le vingt-septième jour. On constate une péritonite avec épanchement et une immobilité complète de l'utérus. En outre double pleurésie et péricardite sèches. Traitement médical. Quelques jours après, le ventre grossissant, on aspire 2 litres de liquide dont les premières parties sont séro-purulentes, les autres purulentes. Amélioration pendant 15 jours. Plus tard, on retire avec le même succès, 3 litres de pus ; de même le 24 février.

Le 7 mars, le liquide s'étant encore reproduit, Playfair ouvre l'abdomen sur une étendue de 2 pouces et sur la ligne blanche au-dessous de l'ombilic. On plaça un gros drain avec les précautions antiseptiques. Environ, 1,200 grammes de liquide s'étaient écoulés. La température devient immédiatement normale. Pansements journaliers de plus en plus espacés. Malgré un léger retour de péritonite, la plaie était fermée le 25 avril. La malade se remit lentement mais progressivement et quitta l'hôpital le 24 mai.

Obs. LVIII. — Molokendoff. *Rev. de Hayem*, 1885, p. 260.

— Femme de 28 ans entre à l'hôpital 10 jours après sa délivrance pour diarrhée et gonflement douloureux de l'épigastre. Au bout de 10 jours, l'abdomen était bien plus distendu. La ponction exploratrice donne issue à du pus. Le lendemain incision sur la ligne blanche. Il s'écoule beaucoup de pus renfermé entre la ligne blanche et les intestins accolés. On fait une courte ouverture au dessus du pubis pour faciliter le drainage. Drains et pansements antiseptiques. Les jours suivants, quelques symptômes d'empoisonnement par l'acide phénique. Ecoulement abondant ; affaiblissement rapide ; la mort arrive le quatrième jour.

Autopsie. — Plusieurs petites collections purulentes entre les anses intestinales accolées et en dehors du drainage. Vive inflammation du péritoine autour de l'utérus et de l'ovaire.

Ajoutons enfin que Sonnenburg (1) a fait avec succès la laparotomie pour une péritonite généralisée consécutive à l'épanchement intra-péritonéal d'un exsudat périmétrique puerpéral. Le début soudain de la péritonite diffuse nécessita une intervention immédiate.

Dans les treize observations qui précèdent, y compris celle de Sonnenburg, le résultat opératoire a été presque constamment favorable. Un seul cas s'est terminé par la mort; encore a-t-on observé des phénomènes d'empoisonnement phéniqué. C'est que, dans ces faits, la marche de l'affection puerpérale était lente, chronique, à tendance plus ou moins marquée vers la localisation.

Il n'en est pas de même dans les deux observations qui suivent. Leur marche rapide, leur caractère hautement infectieux, vont nous donner la raison de la terminaison fatale. La lecture de ces deux faits est particulièrement instructive.

(1) *Arch. Tocologie*, 1885, p. 381.

Obs. LIX.—*Due à l'obligeance de M. Bouilly.*—Inédite.— L... Eugénie, 18 ans, primipare. Entrée à l'hôpital Cochin le 21 mars 1886. Accouchement normal le même jour. Femme petite, pâle, maigre. Bonne santé habituelle. Le 22 mars, dix-neuf heures après l'accouchement, frisson intense et prolongé; T. 38°5. Le 23 mars, le visage est rouge, animé; sueurs abondantes; céphalalgie, douleurs abdominales, exagérée par le moindre contact. P. 120, T. 38°2. Glace sur le ventre, injection intra-utérine. Le 24, quelques vomissements, nez pincé, ventre ballonné. Le 25, même état local, agitation considérable. Le soir, T. 30°8. Le 26, T. 39°, ventre très tendu, douleur plus marquée vers la fosse iliaque droite; on constate une certaine quantité de liquide dans l'abdomen. Diagnostic confirmé depuis plusieurs jours : péritonite puerpérale généralisée avec épanchement. Laparotomie médiane sous-ombilicale de 6 à 7 centimètres. Le péritoine est épaissi, violacé; incisé, il s'écoule une certaine quantité de liquide jaunâtre, visqueux. Lavages péritonéaux de 6 litres environ avec un tube mousse en verre et une solution de sublimé à 1 sur 3.000. Il sort par la plaie quelques fausses membranes. Suture abdominale, pansement antiseptique. Douleurs moindres, mais la mort survient sans incident durant la nuit, quinze heures après l'opération. — *Autopsie.* Péritonite aiguë généralisée. Environ 200 grammes de liquide louche non enkysté vers la fosse iliaque droite; intestins agglutinés.

Obs. LX.—*Due à l'obligeance de M. Bouilly.* — Inédite. — L..., 27 ans. Multipare. Bonne constitution, accouchement normal, le 17 avril 1886. Le 19 avril, T. 37°3. Le 20 avril, T. 38°3. Le 21 avril, T. 37°8, P. 116. Le ventre est ballonné; douleurs intestinales; injections intra-utérines. Le 22 avril, M. le prof. agrégé Bouilly, trouve la malade dans l'état suivant : état général mauvais, facies péritonéal, aspect typhique, ventre ballonné. Douleurs abdominales diffuses, mais plus marquées vers les fosses iliaques. P. petit, serré, R. 62, T. 39°5. Diagnostic : septicémie et péritonite puerpérales. Laparotomie le 22 avril. Incision médiane sous-ombilicale de 8 centimètres. L'intestin, adhérent à la paroi est piqué par le bistouri et donne issue à des matières fécaloïdes. Suture au moyen de cinq points de Lembert à la soie fine. Décollement des adhérences. Exploration digitale de l'abdomen. Il sort de la cavité péritonéale une grande quantité de sérosité purulente infecte. Lavage de la cavité au sublimé à 1 sur 4,000 (9 litres de la solution). Drainage au moyen de deux tubes placés à côté de l'utérus. Suture abdominale. Mort 3 heures après l'opération. — *Autopsie.* Abdomen : péritonite généralisée; adhérences anciennes multiples; vaste collection purulente enkystée vers la région splénique. Utérus recouvert d'une couche de pus. (Obs. rédigée d'après la relation écrite de M. Berthod, interne du service.)

Ces deux faits ont une portée considérable.

A notre connaissance, c'est la première fois qu'on intervient dans de semblables conditions. Dans les autres cas, l'inflammation avait de tout autres allures. La marche aiguë, presque suraiguë, le peu de liquide diagnostiqué, la forme diffuse, la septicémie avancée l'état général grave, tout, en un mot, semblait ici parler contre une action chirurgicale. La perte certaine des deux malades autorisait pourtant une thérapeutique de ce genre. Celle-ci a été aussi ferme que possible, aussi énergique qu'on peut le désirer. Faut-il voir la cause de la mort dans une infection générale précoce ou bien dans le retard apporté à l'opération ? Peut-être doit-on tenir compte, à la fois, de ces deux conditions. On ne saurait, en tout cas, incriminer le chirurgien dont la fermeté et la décision thérapeutiques sont véritablement remarquables. Ces deux observations, par leur valeur spéciale, se placent volontiers à côté de celles de Kronlein.

Les deux opérations de M. Bouilly suscitent quelques réflexions qu'il importe de bien mettre en relief. Et d'abord faut-il intervenir dans les formes à marche rapide de la péritonite puerpérale? La réponse a paru jusqu'ici négative. On a pensé, nous l'avons dit, que l'inflammation péritonéale est une manifestation de la septicémie générale infectant l'organisme et que la désinfection de la séreuse ne saurait avoir un bon résultat. Cette opinion est contestable dans un certain nombre de cas. En effet, la péritonite résulte souvent, comme on le sait, d'une lymphangite utérine; elle n'est pas le siège unique de l'infection, puisque les lymphatiques utérins sont également envahis par les microbes; toutefois elle en représente un important foyer. La septicémie générale est consécutive. La rapidité de cette dernière paraît quelquefois excessive, mais ne peut-elle être combattue par une intervention précoce? Ne peut-on l'arrêter dans sa marche dès les premières manifestations graves? Sans nous faire illusion sur les difficultés pratiques que rencontrera l'intervention chirurgicale dans les conditions dont nous parlons, nous croyons avec M. Bouilly (1) que, en raison de la mort certaine qui attend les malades, on a le droit d'agir. On fait le curage de l'aisselle dans quelques cas de lymphangite septique à début digital, pourquoi ne tenterait-on pas la toilette antiseptique du péritoine dans le cas de péritonite lymphangitique à début utérin? Nous ne voulons pas pousser trop loin cette analogie, mais nous espérons que l'avenir en fournira la démonstration thérapeutique.

Si l'on admet la possibilité d'une intervention utile, il convient de la faire comme M. Bouilly, large, complète; mais il faut aussi la pratiquer de bonne heure. A quel moment devrait-on opérer? Question difficile auxquels des faits nombreux pourraient seuls répondre nettement. Il nous semble pourtant que lorsque les

(1) *Communication orale.*

phénomènes puerpéraux sont très graves, lorsque la manifestation péritonéale est évidente, on peut intervenir. Le danger couru par la malade et le tact du chirurgien détermineront le moment opportun.

M. Bouilly pense que l'on ne doit pas attendre systématiquement la formation d'un épanchement abdominal ou une fièvre excessive. La fièvre n'est pas toujours élevée, l'épanchement paraît quelquefois insignifiant. Quand l'un et l'autre se manifestent avec un caractère menaçant, il est souvent trop tard. Le ballonnement du ventre, la douleur iliaque ou pelvienne vive, un état général sérieusement altéré ont parfois une signification assez précise pour autoriser l'intervention armée. Il faut savoir pourtant que les douleurs abdominales, un météorisme marqué peuvent disparaître spontanément.

On doit se garder autant d'une indécision prolongée que d'une précipitation peu mesurée. Le chirurgien tiendra compte de la gravité de chaque cas particulier et se conduira en conséquence.

En 1883, Lawson Tait écrivait (1) : « Bien que, dans ces cas, on ait rarement affaire à une simple péritonite, la mort étant la règle, j'essayerais volontiers la laparotomie ». La première partie de cette phrase est à méditer autant que la dernière, mais doit-elle retenir toujours la main du chirugien ? Une septicémie rapide n'est-elle pas plus souvent qu'on ne croit le fait de la péritonite ? En tarissant de bonne heure la source péritonéale de l'infection ne pourra-t-on pas quelquefois empêcher la mort des malades ?

Il est permis d'espérer quelque chose des courageuses tentatives dont M. Bouilly vient de donner l'exemple.

(1) *Brit. med. Journal*, 1883, p. 301.

Les autres observations que nous avons rapportées donnent lieu, comme celle de Bouilly, à certaines considérations. Les péritonites en question avaient desallures relativement bénignes, une marche presque subaiguë, un caractère infectieux modéré ; elles ont donné lieu à intervention dans un laps de temps variant de quelques semaines à plusieurs mois. L'inflammation tendait visiblement à la localisation et plaçait les malades dans des conditions relativement favorables. On ne peut cependant nier l'utilité de l'opération dans la gande majorité des cas.

L'interventention chirurgicale, dans les péritonites puerpérales, présente, en somme, des indications et des contre-indications.

Les indications sont tirées d'une localisation inflammatoire primitive sur le péritoine, d'un épanchement purulent ou septique déterminant des phénomènes infectieux redoutables et capables de menacer sérieusement la vie du sujet. Le thermomètre, l'état général, les ponctions exploratrices fourniront au chirurgien les éléments de sa détermination opératoire. La tendance à l'ouverture spontanée ou les troubles fonctionels dépendants d'une collection purulente importante seront des motifs particuliers d'intervention.

Les contre-indications découlent de l'existence d'une septicémie générale grave à détermination péritonéale légère, de la marche absolument foudroyante de la maladie, de l'absence complète d'épanchement d'une faiblesse extrême, etc.

On doit tenir compte, suivant la remarque du professeur Hergott (1), de la situation spéciale que crée la puerpéralité, mais on peut aujourd'hui quelquefois

(1) *Soc. méd. de Nancy*, 1875.

passer outre. La méthode antiseptique, l'extension progressive de la chirurgie abdominale autorisent, en présence d'un grave danger, des opérations considérées autrefois comme au-dessus des ressources de l'art. Une prudence extrême n'est pas incompatible avec une certaine énergie. Dupaquier cite, dans sa thèse, un fait de Rendu où l'intervention opératoire fut refusée par le chirurgien consulté. Ce dernier se trouvait en présence d'une péritonite aiguë généralisée et d'un météorisme excessif. Il craignait, à juste titre, une hernie intestinale irréductible à travers l'incision abdominale. L'ouverture du ventre aurait-elle, comme le pense Dupaquier, probablement guéri la malade ? C'est là une hypothèse gratuite mais qui n'est pas invraisemblable.

Les ponctions suffisent quelquefois; l'incision abdominale ou vaginale permettra plus facilement des lavages antiseptiques ; la laparotomie, dans les conditions les plus favorables, représente une opération souvent rationnelle et parfois curative. Inspection facile de la cavité abdominale, destruction des adhérences, ablation des exsudats, toilette péritonéale facile : tels sont ses principaux avantages. La hernie intestinale à travers l'incision opératoire étant évitée, la laparatomie représente la meilleure opération dans les péritonites généralisées.

(b) *Péritonites localisées.* — Les formes enkystées de la péritonite puerpérale se prêtent mieux à l'intervention que les précédentes. L'ouverture des collections intra-péritonéales est moins redoutable que celle des suppurations diffuses de la séreuse. On conçoit la ponction ou l'incision hâtive de ces abcès quand ils déterminent des troubles graves. Toutefois il semble que, eu égard aux conditions particulières dans lesquelles se trouvent les malades et en raison de la marche habituellement lente de la maladie, il vaille mieux attendre que de se presser. Si des phénomènes septiques ou des troubles fonctionnels résultant de la collection péritonéale se montrent menaçants, on pratiquera la ponction ou l'incision de celle-ci comme dans les péritonites localisées que nous étudierons plus tard. Avec l'antisepsie, la puerpéralité perd, en l'espèce, de son importance. Les faits suivants et d'autres paraissent, en attendant mieux, le démontrer.

Obs. LXI. — Marchal de Calvi in Dupaquier, *Thèse de Paris* 1885, p. 25. — Fièvre puerpérale. Tuméfaction fluctuante à l'épigastre. La ponction donne 6 pintes d'un liquide blanchâtre comme du petit lait. Huit jours après nouvelle fièvre et ouverture spontanée. Guérison en quelques mois.

Obs. LXII. — Hervieux. *Traité des mal. puerpérales*, 1870, p. 230. — Femme Gaillard, primipare, 20 ans, accouche normalement le 2 janvier 1863. Les jours suivants, diarrhée à la suite d'une purgation. Le 7, ventre très développé, très sensible. P. 88. Amélioration les jours suivants. Le 20, un peu d'empâtement dans la fosse iliaque gauche. Jours suivants, augmentation de la tumeur qui remonte à 4 travers de doigt au-dessus de l'ombilic. Le 10 février, on pratique, au point culminant de la tumeur, à 2 travers de doigt au-dessous de l'ombilic, une ponction au bistouri. Celle-ci donne issue d'abord à de la sérosité opaline, puis à un liquide trouble, mêlé de flocons pseudo-membraneux, purulents et d'odeur très fétide. Affaiblissement très notable de la malade pendant et après l'opération. Le 11, l'écoulement du pus est toujours considérable, d'une fétidité extrême ; le ventre cependant s'est affaissé ; il est moins sensible et l'état général est meilleur. Le 8 mars, la suppuration a presque cessé. Le ventre a repris sa souplesse normale. Le 15 avril, guérison parfaite.

Obs. LXIII. — Cless, cité par Kaiser, *Arch. f. Klin. med.*, 1866, t. XVII, p. 97. — Servante de 19 ans atteinte de péritonite cinq semaines après l'accouchement. Au bout de dix-huit jours, guérison apparente. Quatorze jours plus tard, douleur. abdominales. Tuméfaction à droite qui fut ouverte au bistouri. La fièvre et la suppuration durèrent trois mois et demi. Guérison.

CHAPITRE VIII

PÉRITONITE CHRONIQUE TUBERCULEUSE

Nous n'avons pas à discuter ici l'existence de la péritonite chronique non tuberculeuse; sa thérapeutique ne saurait d'ailleurs nous intéresser. La péritonité tuberculeuse présente plusieurs formes dont nous devons tenir le plus grand compte au point de vue de l'intervention, car toutes ne s'y prêtent pas, même exceptionnellement. La forme miliaire, véritable granulie péritonéale, est au-dessus de nos moyens; la forme pseudo-membraneuse, déterminant quelquefois des phénomènes d'occlusion intestinale, ne saurait ordinairement provoquer l'action du chirurgien; la forme avec épanchement paraît seule susceptible d'un traitement opératoire. Encore devons-nous distinguer soigneusement la nature du liquide et préciser les conditions variables qui peuvent se présenter dans la pratique. La péritonite tuberculeuse avec épanchement ascitique est du ressort exclusif du médecin. On n'oserait songer, même dans les cas sérieux, au drainage permanent préconisé récemment pour l'ascite cirrhotique par Caillé (1) à l'académie de New-York, décrit par Chassaignac (2) dès 1862. Tout au plus pratiquera-t-on une ou plusieurs ponctions évacuatrices. La péritonite avec épanchement puriforme ou séro-purulent est ordi-

(1) *Med. News*, 1886, p. 192.
(2) *Tr. cl. et pr. des op. ch.*, 1862, t. II, p. 642.

nairement plus ou moins enkystée. C'est elle que les chirurgiens, sciemment ou par erreur, ont quelquefois traitée ; c'est elle qui, dans des circonstances exceptionnelles, peut présenter quelques indications opératoires. Nous l'aurons presque exclusivement en vue dans l'étude actuelle, basée comme ailleurs, sur l'examen des faits publiés.

Les observations que nous avons pu rassembler n'ont pas une grande valeur mais, vu leur petit nombre, elles méritent toutes d'être rapportées. On peut les grouper en trois catégories.

Dans la première, liquide plus ou moins ascitique ; le traitement a surtout une portée symptomatique. Dans la seconde, on vise assez nettement, mais sans illusion thérapeutique, une péritonite tuberculeuse. Dans la troisième, la plus nombreuse du reste, on croit à un kyste de l'ovaire et on intervient contre la péritonite par suite d'une erreur de diagnostic.

Examinons successivement ces trois groupes de faits, puis les résultats généraux obtenus, et voyons si leur étude comporte quelque enseignement thérapeutique.

Le premier groupe comprend les trois observations dont voici un court résumé.

Obs. LXIV. Naumann. *Centr. f. chir.*, 1886, n° 2, p. 30.— Femme 23 ans. Ventre augmenté progressivement de volume depuis deux ans. Ascite colossale. Respiration très difficile. Petite incision ; évacuation d'une grande quantité de liquide. Péritoine pariétal et viscéral recouvert de granulations sans grosse tumeur. Suture et pansement de Lister. Consécutivement, fièvre, diarrhée. Mort le sixième jour. *Pas d'autopsie.*

Obs. LXV. — Naumann. *Cent. f. chir.*, 1886 n° 2, p. 30. — Femme de 56 ans. Depuis un mois, faiblesse, ventre tuméfié. L'incision abdominale montre un péritoine couvert de tuberculos miliaires. Pas de lavage. Fièvre légère. On change plusieurs fois le pansement. Quelques jous après, vomissements, sensibilité du ventre. Mort le quatorzième jour après l'opération. — *Autopsie.* Péritoine dépoli, parsemé de tubercules.

Kœnig (1), a opéré, dans un cas analogue. La mort est survenue cinq mois après par tuberculose généralisée.

La seconde catégorie de faits est beaucoup plus intéressante que la précédente. Leur relation sommaire va le démontrer.

Obs. LXV (*bis*). — A. Schmidt. *Centralblatt f. chirurgie*, 1882. — Un malade de 21 ans vit apparaître un exsudat dans la cavité abdominale. Développement lent; élévation vespérale de la température. La ponction exploratrice donne un liquide purulent. On sent alors quelques point indurés qui en imposent pour des tumeurs.

Opération antiseptique : longue incision de l'ombilic à la symphyse pubienne. Toute la cavité abdominale forme un sac purulent divisé par quelques membranes. Drainage sérieux; pas de lavage; pansement de Lister. Marche aseptique. Le malade se relève très bien.

Obs. LXVI. — Wade. *The Lancet*, 1880, t. I, p. 343. — Garçon de 12 ans. Péritonite remontant à trois mois. Hecticité. Collection vers la région cæcale, probablement purulente. A gauche, où le mal avait commencé, empâtement; pas de fluctuation. Laparotomie. On trouve une collection de pus à droite, une à gauche et une en arrière. La fièvre tombe aussitôt. Toutefois on a des raisons de croire à la nature tuberculeuse des lésions et on est dans le doute.

Obs. LXVII. — E. Launois. *France médicale*, 1882, t. II, p. 25. — R..., Julia, 5 ans. Antécédents tuberculeux. Le

(1) *Cent. f. Chir.*, 1885, p. 84.

25 décembre 1881, l'enfant vomit depuis plusieurs jours ; elle a de la diarrhée et le ventre ballonné.

24 janvier. Tuméfaction considérable de la partie moyenne de l'abdomen; fluctuation nette ; matité médiane et ne se déplaçant pas suivant la position de la malade. Au-dessous de l'ombilic, empâtement et rougeur, ombilic saillant. Facies grippé. T. 39°. Le diagnostic de M. de Saint-Germain est péritonite enkystée tuberculeuse. La ponction donne 1,800 gr. de pus verdâtre, très épais, inodore. Amélioration considérable. La tumeur et la fièvre reparaissent le 10 février. Le 12. Ouverture de 6 cent. au bistouri, contre-ouverture, drainage, lavages boriqués, pansement de Lister, compression abdominale légère. Amendement rapide. 9 mars. L'enfant quitte l'hôpital. Guérison complète.

Obs. LXVIII. — Spencer Wells. *Tumeurs des ovaires et utérus*, 1883, p. 111. — Jeune fille de 22 ans. Liquide péritonéal, quelques douleurs, etc. Diagnostic : péritonite tuberculeuse ou kyste de l'ovaire.

La malade, revue quelques mois après, présente un ventre volumineux, offrant même les signes d'un kyste ovarique (matité latérale, etc.). La ponction donne un liquide ambré floconneux. Incision exploratrice. On tombe sur un péritoine couvert de granulations tuberculeuses, sur des anses intestinales agglutinées, etc. Liquide opalescent; pas de pus vrai. Evacuation du liquide. Suture. Poussée de péritonite aiguë ayant cessé au bout de deux ou trois jours. Cicatrisation rapide de la plaie. Le liquide ne s'est point reproduit ; la malade guérie s'est mariée et s'est toujours bien portée. En 1881, elle va encore très bien ; elle n'a pas eu d'enfant. Bonne santé depuis son opération.

A part les observations de Schmidt, de Wade, à diagnostic incertain, les autres sont des exemples d'intervention chirurgicale hardie et heureuse pour de véritables péritonites tuberculeuses. Les opérateurs ont agi en parfaite connaissance de cause et se sont préoccupés de l'état local, sans tenir compte de la nature particulière de la lésion. L'expérience leur donne raison.

Dans toutes les observations qui suivent l'intervention a été dirigée contre de prétendues kystes de l'ovaire et n'a atteint la péritonite tuberculeuse que par suite d'une erreur de diagnostic. Cette erreur, plus difficile actuellement qu'elle ne l'était autrefois, paraît encore assez fréquente. Dans plusieurs cas, d'ailleurs, elle a paru utile aux malades.

Obs. LXIX. — Kœnig. *Cent. f. chir.*, 1884, p. 83. — Femme de 30 ans, trois enfants. Bonne santé habituelle. Depuis six mois, le ventre devient dur et volumineux. Tumeur fluctuante, du pubis à l'ombilic. Les intestins et l'utérus sont refoulés en arrière. A droite de la matrice, tumeur du volume d'une pomme, subissant les fluctuations de l'abdomen. Incision médiane conduisant sur une cavité remplie de liquide trouble et tapissée par une membrane. Lavages phéniqués. Iodoforme. Suture abdominale, drain. Celui-ci laisse écouler un peu de pus. Guérison définitive. Un an après, pleurésie. Deux ans après, bonne santé.

Obs. LXX. — Kœnig. *Cent. f. Chir.*, 1884, p. 80. — Une femme se présente, en 1883, avec un ventre tuméfié et un amaigrissement notable. Au-dessus de la symphise pubienne, tumeur fluctuante, peu mobile, peu tendue, envahissant une partie de l'abdomen. Point durs circonvoisins. Diagnostic hésitant entre une tumeur ovarienne et un exsudat enkysté. Laparotomie sur ligne blanche. On arrive sur la tumeur constituée par des couches couenneuses épaisses et un liquide central séreux. Incisions, lavages phéniqués, iodoforme et sutures abdominales. Guérison par première intention. Au bout de quinze jours, affection pulmonaire tuberculeuse. Sort un mois après, avec ventre souple, mais avec de la toux.

Obs. LXXI. — Kœnig. *Cent. f. ch.*, 1884, p. 85. — Jeune fille de 23 ans; antécédents tuberculeux, mais jouissant d'une assez bonne santé. Elle vit son ventre grossir progressivement. Un médecin trouva une tumeur fluctuante, dure, du volume d'un œuf, au-dessus du ligament de Poupart, à droite.

Kœnig constata un ventre souple, mais à gauche une tumeur élastique, du volume du poing d'un enfant. Par le toucher rectal et vaginal aidé du palper abdominal, il put se rendre compte de la tumeur et de plusieurs autres plus petites. Les douleurs ultérieures font faire une incision exploratrice.

Le péritoine ouvert, on vit s'écouler un liquide séreux, trouble, contenant des flocons fibrineux. Les anses intestinales, le péritoine, l'épiploon, présentaient de nombreuses granulations miliaires; anses agglutinées par des fausses membranes délimitant des espaces remplis de liquide.

En face de ces constatations, on s'abstient de manœuvres multiples. On résèque un lambeau épiploïque, présentant le plus de granulations. Le péritoine fut nettoyé, saupoudré d'iodoforme et l'abdomen fermé. Guérison en trois semaines sans incident. Au bout de quatre mois, la malade était plus forte. Plus tard la santé parut s'améliorer encore.

Obs. LXXII. — Spencer-Wells. *Tumeurs de l'ovaire*, 1883, p. 110. — Femme de 44 ans. Pâle, cachectique. Elle avait le ventre fluctuant. L'examen par le vagin et divers autres signes firent diagnostiquer un kyste de l'ovaire. Une première ponction donna 9 litres de liquide. L'opération fut décidée à la suite de la reproduction du liquide. Pas de kyste mais une masse intestinale formée par des anses agglomérées et agglutinées, liquide péritonéal, ovaires et utérus raboteux. Pas d'incident. Guérison complète de l'opération.

Obs. LXXIII. — Naumann. *Cent. f. chir.*, 1886, n° 2, p. 30. — Femme de 46 ans. Malade depuis quatorze jours. Tumeur fluctuante, mobile, du volume de la tête, à parois unies et dont le diagnostic est impossible. Incision de trois pouces. On arrive dans une cavité bien limitée, remplie de sérosité claire et dont les parois sont constituées par des intestins agglutinés et le grand épiploon tuberculeux. Toilette de la cavité avec des éponges. Guérison par première intention, sans réaction. Sort. Un an et demi après, guérison parfaite.

Obs. LXXIV. — Jacobi. *Med. News*, 13 février 1886, p. 102. — Jeune femme de 23 ans, chloro-anémique, menstruée à 10 ans. Six mois avant son entrée à l'hôpital, gonflement du ventre, apparition d'une tumeur diagnostiquée kyste ovarique. On ouvre le ventre et on tombe sur une hydropisie enkystée produite, d'après l'auteur, par une péritonite tuberculeuse. Drainage avec un tube en verre pendant six semaines. (Le résultat, non indiqué, paraît bon puisque le tube ne fut maintenu que six mois.)

Obs. LXXV. — *Communiquée oralement par Letiévant* en 1883, inédite. Il s'agit d'une femme des environs de Lyon que son médecin croyait atteinte d'un kyste de l'ovaire. Letiévant, mandé en toute hâte pour l'opération, trouva la malade prête pour l'ovariotomie. Confiant dans le diagnostic de son confrère, il pratiqua un examen sommaire et ouvrit l'abdomen. On ne trouva pas de kyste mais une péritonite tuberculeuse. L'intestin formait une masse irrégulière tapissée d'un exsudat léger ; le péritoine pariétal offrait au contraire une couche pseudo-membraneuse très épaisse. Entre l'intestin et la paroi abdominale, entourée par des exsudats épais, se trouvait une collection liquide séro-floconneuse trouble. On vida la poche péritonéale complètement, on enleva une partie des fausses membranes, on fit une toilette suffisante et on sutura l'abdomen. Malgré les craintes de l'opérateur, tout alla si bien que l'opérée, malade depuis longtemps, se rétablit complètement. Plusieurs années après, elle était en parfaite santé.

Ces faits sont extrêmement remarquables. La plupart ont motivé, en effet, une thérapeutique imprévue, accidentelle et pourtant quelquefois efficace. En étudiant les résultats obtenus dans la série des observations relatées, nous trouvons, les cas douteux de Wade et de Schmidt mis à part, 11 opérations pour péritonites tuberculeuses et 2 morts ; 9 fois la guérison ou une amélioration notable ont été constatées. Les malades de Letiévant, Naumann, Kœnig, Spencer Wells, de Saint-Germain semblent avoir bien guéri puisque un an et demi, deux ans, douze ans même après l'ouverture de la péritonite, les phénomènes locaux n'avaient pas reparu et la santé générale était excellente. Les autres ont vu leur état local s'amender. En dehors d'un malade de Kœnig qui présenta une affection pulmonaire quinze jours après l'opération, celle-ci n'a déterminé aucun accident. En admettant que certains faits malheureux n'aient pas été publiés, il semble ressortir de cet exposé que l'intervention chirurgicale, dans quelques péritonites tuberculeuses chroniques enkystées, est non-seulement supportée par les malades, mais encore peut leur être utile. Le résultat opératoire paraît quelquefois favorable au point de vue local. Est-ce à dire que la thérapeutique chirurgicale doive désormais, dans la péritonite tuberculeuse, à forme chronique et avec épanchement enkysté, remplacer le traitement médical institué jusqu'ici ? Nous ne le pensons pas, mais nous croyons que le traitement local a plus d'importance qu'on le suppose dans les classiques.

Le traitement chirurgical, nous l'avons déjà dit, ne paraît avoir presque aucune raison d'être dans les péritonites tuberculeuses à forme ascitique ; tout au plus les ponctions seront-elles utiles contre la gêne apportée au fonctionnement des viscères de l'abdomen ou du thorax. Dans les formes exclusivement pseudo-membraneuses, même abstention à recommander. L'occlusion intestinale lente et incomplète qui en résulte quelquefois se prête mal à une action opératoire rationnelle. Par contre, les épanchements enkystés, surtout purulents, méritent généralement d'être évacués par le trocart, le drainage ou la laparotomie plus ou moins large.

Des lésions tuberculeuses viscérales disséminées, une cachexie avancée contre-indiquent toute intervention; les conditions opposées lui semblent favorables. Si l'état péritonéal paraît constituer à lui seul une affection menaçante, si l'épanchement détermine des troubles symptomatiques sérieux, pourquoi ne pas ponctionner ou inciser? Pourquoi ne pas se conduire pour l'abdomen comme on le fait quelquefois pour la plèvre ou certaines articulations? Les localisations tuberculeuses sont aujourd'hui moins redoutables que par le passé. Les opération dirigées contre elles, bien que souvent insuffisantes, sont rarement dangereuses. L'enkystement habituel des liquides tuberculeux dans la péritonite réduit au minimum le danger de l'intervention. Il semble donc que dans certaines conditions de chronicité, de localisation, etc. que les faits ultérieurs permettront de préciser davantage, un traitement chirurgical graduel et méthodique soit quelquefois applicable aux épanchements tuberculeux du péritoine.

Les ponctions pourront suffire. L'incision et le drainage auront des indications plus fréquentes dans les collections purulentes. Dans la laparotomie suivie d'une toilette péritonéale relative, le drainage ne semble pas indispensable. Les injections modificatrices n'ont pas été encore employées.

Ne pourrait-on pas faire usage, dans certains cas, de l'éther iodoformé, préconisé, pour les abcès froids, par le prof. Verneuil (1)?

(1) *Rev. chir.*, 1885, p. 429.

CHAPITRE IX.

PÉRITONITES LOCALISÉES.

Résultant des modes réactionnels variables du péritoine elles présentent deux formes distinctes : 1° plastique ; 2° avec épanchement. Leur importance est pour nous très inégale.

La *péritonite plastique* est représentée anatomiquement par des adhérences, des brides, des fausses-membranes qui, à un point de vue opératoire général, intéressent vivement le chirurgien. Elles ne sauraient nous préoccuper ici.

La *péritonite avec épanchement* ne comprend pas ces épanchements ascitiques, quelquefois laiteux, qu'on rencontre à l'état libre dans le péritoine et que déterminent certaines tumeurs intra-abdominales. Nous devons étudier seulement, dans ce chapitre, les péritonites localisées avec épanchement enkysté.

Pour plus de clarté, nous examinerons d'abord les formes générales et ensuite, dans des paragraphes distincts, certaines formes spéciales telles que les péritonites périhépatiques, périspléniques, pérityphliques et pelviennes. Les premières se prêtent à des considérations thérapeutiques communes ; les secondes donnent lieu à quelques aperçus particuliers.

a). *Péritonites enkystées non spéciales.* — Nous avons vu que les anciens chirurgiens ne craignaient pas d'intervenir quelquefois dans ces péritonites, dans les formes mathéiques et surtout purulentes. Les exsudats péritonéaux, constituant autour de la collection liquide une barrière plus ou moins solide, défendaient la grande cavité péritonéale contre l'irruption des produits infectieux dans son intérieur ; en tapissant la face interne de la séreuse d'un enduit fibrineux épais, ces exsudats protégeaient l'économie contre la résorption septique du péritoine. Nos pères n'intervenaient cependant qu'en présence de phénomènes morbides graves, quand ils avaient la main pour ainsi dire forcée. Plus tard on se hasarda à faire, dans les poches purulentes du péritoine, des injections irritantes modificatrices ; les résultats n'en furent pas toujours avantageux.

De nos jours, on est arrivé définitivement à une thérapeutique assez avancée. On donne issue volontiers aux collections purulentes enkystées du péritoine et, grâce à l'antisepsie, on s'en trouve généralement bien. Les conditions opératoires ne sont pas cependant nettement définies ; le mode d'intervention est encore discuté. De nouveaux faits seront nécessaires pour résoudre les nombreux problèmes que soulève cette question.

L'intervention armée semble avoir été déterminée par deux considérations : l'une, que l'expectoration laisse courir de graves risques au patient ; l'autre, que la guérison ou une amélioration considérable suit l'ouverture spontanée et l'évacuation des abcès enkystés du péritoine. Le danger de l'intervention avait seul porté les anciens chirurgiens à ne suivre qu'accidentellement la voie thérapeutique tracée par la nature. Nous reviendrons sur ce point en analysant les résultats obtenus comparativement avec ceux fournis par l'expectation ou une thérapeutique insuffisante.

Les péritonites enkystées ont un contenu séreux,

hématique ou purulent. Nous laissons de côté celui des kystes hydatiques.

Les kystes hématiques nous intéressant fort peu. L'évacuation de ces tumeurs est indiquée par une gêne fonctionnelle notable, des menaces sérieuses de suppuration ou leur rupture intra-péritonéale. L'absence d'adhérences peut porter à faire usage, pour leur ouverture, de la méthode de Récamier ou du trocart suivant le procédé employé deux fois par le professeur Richet (1) et une fois, avec injections iodées consécutives, par Mickalski (2). On emploie actuellement l'ouverture large antiseptique.

Les kystes hydropiques donnent lieu ordinairement au traitement pur et simple de l'ascite, c'est-à-dire aux ponctions répétées. Les injections et le drainage conviennent dans les cas analogues à celui-ci.

Obs. LXXVI. — E. Villemin. *Thèse de Paris*, 1877, p. 75. — Cuirassier, 24 ans. Bonne santé habituelle. Hémoptysie à la suite d'un coup de fleuret. Plus tard, coup de pied de cheval sur l'abdomen, douleur, vomissements bilieux. Le ventre se tuméfie et il survient une hydropisie enkystée considérable. 31 ponctions consécutives de plusieurs litres chacune donnent un liquide séreux ou légèrement purulent à la fin des ponctions. Injections détersives puis iodées. Le malade, pendant ce traitement, présente quelques vomissements. Depuis les lavages, il s'est amélioré progressivement mais conserve un léger écoulement abdominal.

La nature de cette péritonite ne ressort pas nettement de la lecture de l'observation. L'hémoptysie accidentelle notée, l'âge du sujet, la persistance de l'affection font songer sérieusement à la tuberculose.

Les péritonites localisées, à contenu nettement pu-

(1) *Union méd.*, 1877, p. 83 et 131.
(2) *Union méd.*, 1877, p. 400.

rulent, exigent une intervention plus vigoureuse. L'évacuation du pus est obtenue cependant par des moyens divers. Nous avons vu, que dans certains cas, chez les enfants surtout, l'évacuation spontanée ou par simple ponction suffisait quelquefois pour la guérison d'une péritonite purulente généralisée. Il en est de même pour les formes enkystées à début franc, à marche rapide et, par suite, à parois souples. C'est ce qu'on voit dans les trois observations suivantes.

Obs. LXXVII. — Thorowgood. *The Lancet*, 1885, t. I, p. 902. — Petite fille de 10 ans. Début vers 2 décembre avec symptômes de vraie péritonite. Des phénomènes typhiques se montrent ensuite. Peu après la chute de la fièvre, tumeur près de l'ombilic. Ponction donne issue à du pus fétide abondant. Drain. Guérison peu de jours après.

Obs. LXXVIII. — *Due à l'obligeance de M. le Dr Poulet* (du Val-de-Grâce). — Inédite. — D..., 23 ans. Pas d'antécédents. En août 1883, il est pris de vomissements incoercibles et de constipation cédant au bout de huit jours à un purgatif. Complet rétablissement. Le 23 mai 1885, nouvelle constipation; coliques; douleurs vives dans le flanc droit; vomissements alimentaires; cet état dure jusqu'au 28 mai. Il entre à l'hôpital. T. 38°. Le ventre est peu ballonné; le creux épigastrique est douloureux. Le 2 juin, le foie est douloureux et l'on trouve au creux épigastrique un empâtement et de la matité. Persistance de la constipation; nausées sans vomissements, dyspnée. Le 8, apparition d'une tumeur grosse comme une orange dans le creux épigastrique. Elle est douloureuse, avec élancements. Le ballonnement du ventre est limité à la région sus-ombilicale. T. 39°. Le 17, la tumeur semble molle. A son centre est comme un orifice à bords tranchants, à travers lequel la pression semble opérer une réduction avec gargouillement. Cette tumeur rappelle assez bien les bosses sanguines. On trouve une fausse fluctuation. La peau, normale, adhère à la tumeur. Deux jours après, M. Poulet fait une ponction au centre. Il sort 40 grammes de pus, jaune grisâtre, à odeur stercorale et quelques bulles gazeuses. T. 39°. Pas de vomissements. Le lendemain, l'empâtement persiste; la tumeur semble gagner le foie. M. Poulet fait alors sur la ligne médiane une incision de 5 centimètres. Il sort 35 grammes de pus sanguinolent à odeur stercorale. On trouve, sur la paroi abdominale droite, une cavité permettant l'introduction d'un gros œuf de poule. Lavages et drainage. Pansement à l'iodoforme et à la gaze phéniquée. Deux jours après, légère suppuration. La tumeur s'est affaissée. L'induration et l'empâtement sont moindres. Pas de vomissements, pas de nausées; les fonctions s'exécutent bien. Le 7 juillet, la plaie est belle; plus d'induration; légère submatité au creux épigastrique.

Le 15 juillet, la cicatrisation est complète, et le 10 août le malade sort guéri ne présentant qu'un reliquat de pleurésie et quelques signes de tuberculose pulmonaire.

Obs. LXXIX. — Howard Marsh. *Soc. med. roy. London The Lancet*, 14 juin 1885. — Étudiant, 19 ans. Abcès douloureux à gauche de l'ombilic. Vomissements continuels, fièvre, faiblesse extrême. Ouverture, drainage. Guérison lente mais complète.

On peut se demander si les deux derniers faits sont de véritables péritonites, si le siège des tumeurs n'est pas en dehors de la cavité péritonéale. Dans celui de Poulet, le gargouillement produit par la pression sur la région malade porte à croire à la contiguïté de l'intestin et du pus; dans celui de Marsh, peut-être, dit l'auteur, faut-il penser à un abcès du mésentère. En tout cas l'intervention a évité tout accident de rupture dans la cavité péritonéale.

Deux autres observations se rapprochent des précédentes mais ont une valeur beaucoup plus considérable. Ainsi qu'on va le voir, l'état des sujets était fort grave, la péritonite semblait mortelle, la thérapeutique employée a pu seule conjurer le danger d'une terminaison fatale.

Obs. LXXX. Selmer. *Schmidt's Jahrbücher*, 1877, p.172. — Un homme de 40 ans, habituellement bien portant, avait souffert de constipation, il y a environ sept ans, après une affection stomacale. Sans cause connue, il y a quatre à cinq jours, il a ressenti de vives douleurs dans l'hypochondre. Au lit, le changement de position les augmente et les fait sentir dans tout l'hypochondre droit. Sensibilité à la pression. Rien au foie ni au thorax. Frissons, pouls à plus de 100 pulsations, anorexie, langue épaisse, nausées, abattement depuis le début. Douleurs diminuant par vésicatoires et morphine, au point que le malade quitte le lit et reprend ses occupations. Mais après une marche prolongée, elles reparaissent comme auparavant. Amaigrissement, dyspnée, matité à droite. Vésicatoires et compresses mouillées restent sans effet. Trois semaines plus tard, tympanisme généralisé ; à gauche, anse intestinale se dessine sous les téguments ; matité, œdème des téguments, fluctuation. Respiration très fréquente, pouls au delà de 130, cyanose, sueurs visqueuses. — Ponction exploratrice avec la seringue de Pravaz entre la crête des îles et le bord inférieur des côtes ; écoulement de pus grisâtre, visqueux par le trocart. Lavages phéniqués, mais la cavité purulente se vide difficilement ; pus reparaît au moindre mouvement. Drainage, lavage deux fois par jour. Après l'opération, amélioration, tympanisme diminué, pouls plus fort. Les jours suivants, obstruction du tube élastique. Incision longue d'environ trois pouces au point de la ponction ; téguments sont divisés couche par couche ; péritoine est peu épaissi ; après son ouverture, un flot de pus s'écoule. Un cathéter est introduit dans toute son étendue ; sa pointe atteint en haut le bord inférieur du foie ; en bas, elle correspond à l'aine. Injections dans la cavité ; pansement phéniqué. Dix jours après, écoulement de pus avait presque cessé, blessure cicatrisée, laisse encore passer un cathéter de moyen calibre. Le malade ressentait encore des douleurs dans le côté droit, qui s'irradiaient dans la jambe et le scrotum. Elles disparurent par injections de morphine. L'amélioration alla en progressant. Six mois après, elle était presque complète. Il persiste encore une ouverture fistuleuse, qui laisse passer une petite sonde d'un pouce. Bientôt elle se cicatrise complétement et le malade guérit.

Obs. LXXXI. Reibel. *Gaz. méd. de Strasbourg*, 1883, p. 1. — M. Marie, 20 ans. Emaciation extrême. T. de 38° à 40°. Toux, pleurésie double, ascite considérable, météorisme exagéré, œdème des pieds. Péritonite chronique. Malgré un certain amendement, il existe du météorisme, de l'ascite, etc. Néanmoins, l'émaciation était progressive, la faiblesse augmentait et la mort semblait prochaine. Un mois et demi environ après son entrée, le ventre devint asymétrique, la moitié gauche bombée. Incision de cette tuméfaction sur une étendue 4 à 5 centimètres au point le plus saillant. Il s'écoule 500 à 600 grammes de liquide purulent, mêlés de flocons fibrineux dégageant une odeur stercorale extrêmement fétide. Irrigations, lavages ; pansement de Lister. Amélioration progressive et rapide. Quelques semaines après, la plaie s'étant fermée, la fièvre se déclara de nouveau, mais disparut par la réouverture de l'incision.

Obs. LXXXII. Z.-B. Adams. *Boston méd. and surg. Journal*, 1884, T. II, p. 482. — Francis L..., 4 ans et demi. Pas d'antécédents appréciables. Cette enfant vint au monde un peu chétive et présenta toujours une certaine tendance à des troubles digestifs. A l'âge de 8 mois, tombe, reste quelques instants sans connaissance, vomit, mais se rétablit bien vite.

Le 17 mai 1884, à la suite d'une indigestion, s'établissent des troubles gastriques, de la diarrhée, un état général de fièvre typhoïde bénigne. Puis en quatre semaines, et sans symptômes bien nets de péritonite tuberculeuse ou autre, se forme une tumeur épigastrique volumineuse qui refoule les poumons et le cœur; la pointe bat au-dessus du mamelon. L'abdomen est dilaté, sillonné de grosses veines. Ni œdème, ni albuminurie; pouls 140 ; temp. 101. Fluctuation et rougeur. Une ponction exploratrice retire du pus crémeux, dans lequel on trouve des micrococci très mobiles, associés en couples et non en chaînettes. Le retour du liquide oblige à inciser largement l'abcès. Incision de la peau et des couches sous-jacentes avec les précautions habituelles. Dès que le péritoine est ouvert, il s'écoule une grande quantité, un litre environ, de pus crémeux, non odorant, avec des caillots sanguins. Epaississement et adhérences du péritoine, enkystant la collection purulente; mais tendance manifeste à l'ouverture spontanée. Lavages de la cavité avec une solution chaude phéniquée faible. Période de collapsus, obligeant à terminer hâtivement et à faire la respiration artificielle. Double plan des sutures profondes péritonéales et superficielles. Amélioration brusque après l'opération, avec défervescence. Mais dès le cinquième jour, la température s'élève de nouveau (102 F.) et le liquide se reproduit. Cependant la suture a pris complètement. Le douzième jour, une ouverture spontanée, située à l'épigastre, vide de nouveau l'abcès péritonéal. Après quelques oscillations de la température, on voit tous les symptômes s'amender, la tumeur épigastrastrique disparaître et la guérison définitive s'établir.

Les autres faits soulèvent des considérations particulières. On a opéré, dans les trois premiers, soit pour une complication grave soit avec un diagnostic douteux ou erroné. L'incison devait donc être large; on a pratiqué la laparotomie. La péritonite a profité de cette intervention; elle a été rapidement guérie ou amendée.

Obs. LXXXIII. Bryant Thomas. *The Lancet*, 1885, II, p. 950. — Petite fille de 6 ans présentant des signes d'obstruction qui font faire la laparotomie. On trouve un abcès intra-péritonéal; drainage. Guérison complète.

Obs. LXXXIV. Wilson. *Méd. News*, 27 mars 1886. — Femme de 38 ans, mère de sept enfants. En novembre 1885, tuméfaction abdominale. La tumeur est bien limitée, le facies ovarique, l'utérus libre, etc., font croire à un kyste de l'ovaire.

Le ventre ouvert, il s'écoule un gallon et demi de liquide a[illegible] On trouve une masse de 9 pouces de long, 6 de large, 3 [illegible] [illegible]seur qu'on reconnaît formée par les anses intestinales agglutinées entre elles, le péritoine recouvert d'exsudats récents. On réduit cette masse, on ferme le ventre et le seizième jour la malade était guérie.

Obs. LXXXV. Ewing Mears. *Med. Times*, 1875, p. 765. — Femme 40 ans; trois mois après accouchement où le placenta était adhérent et où il survint plusieurs hémorrhagies sérieuses, elle constata une petite tumeur dans région inguinale droite, mobile sous le doigt. Dans une année, elle grossit notablement. A l'examen, douleur, dyspnée, anxiété, augmentation du ventre. La parois abdominale était souple, régulière, mais adhérente à la tumeur; matité fluctuation ne variant pas à la pression du doigt. L'utérus est en antéversion et fixe, et par le vagin on sent la tumeur. Diagnostic douteux. Laparotomie sur la ligne blanche. Incision de deux doigts, puis de quatre à cause du volume de la tumeur. La main, introduite par cette incision, détruit les adhérences générales qui existaient. La tumeur était plus haut et adhérait aux anses intestinales en bas sur le côté. Ouverture avec le doigt. Issue de deux gallons de pus. Les adhérences intestinales furent rompues et le liquide interposé dégagé. La tumeur était vasculaire et donna lieu à une certaine hémorrhagie qu'on arrêta par la solution de Monsel et une ligature perdue. Le péritoine pariétal était recouvert par une couche épaisse de lymphe comme les intestins. La cavité abdominale fut épongée délicatement et l'abdomen fermé par des sutures métalliques, sauf en bas pour le drainage. Pansement compressif. Traitement tonique; lavage de la cavité avec une solution tiède phéniquée.

Les derniers faits sont remarquables par les résultats favorables obtenus malgré l'existence de complications graves donnant quelquefois un caractère septique particulier. En peu de mois, malgré des perforations intestinales et pulmonaires, la guérison est survenue.

Voici ces observations :

Obs. LXXXVI. E. Bull, *due à l'obligeante communication de l'auteur.* — Fille, 10 ans. Péritonite aiguë de cause inconnue. L'inflammation, d'abord localisée au côté gauche de l'abdomen, devenait diffuse. Le treizième jour de la maladie, Bull constate, vers l'aine gauche, de l'empâtement et de la submatité. Une ponction exploratrice avec la seringue Pravaz donne du pus. Incision le long du ligament de Poupart; issue de 500 grammes de pus fétide et de grumeaux fibrineux. L'exploration digitale permet de constater une cavité petite, circonscrite, et des adhérences intestinales. Drainage. Mort 24 heures après. Pas d'autopsie.

Obs. LXXXVII. Holmboe et E. Bull. *Schmidt's Jahrbücher*, 1877, p. 172 et *Cent. f. chir.*, p. 286. — Une petite fille de 15 ans semblait souffrir d'une péritonite aiguë. Le 1er novembre 1875, Holmboe trouvait l'abdomen tympanisé, sensible à la pression. Sinapismes, compresses, huile de ricin, morphine, sans effet. Quatre jours après, son tympanique en haut. Matité en dehors et en bas, jusqu'à un travers de main au-dessous de l'ombilic. De plus, fluctuation sensible. Sangsues, excitants cutanés, éther à l'intérieur n'amenèrent qu'une légère amélioration. Six semaines après, à gauche, tumeur fluctuante, limitée, de la grosseur d'un œuf. Température au-dessous de 38° pouls au-dessus de 100 pulsations. Au milieu de janvier 1876, survinrent toux, expectoration purulente, matité à gauche près de l'épine de l'omoplate, râles sibilants. Le 18 janvier, deux cuillerées de pus s'écoulèrent par le rectum. Lavage phéniqué de cet organe. Holmboe pensait que la tumeur se viderait complètement par cette voie. Mais pas d'amélioration. Il n'y avait pas d'autre ressource qu'une opération. Les manœuvres exercées sur la tumeur amenaient toux et expectoration purulente, en même temps que sa tension et son volume diminuaient. A l'auscultation, nombreux râles humides à gauche le long de la colonne. Une ponction exploratrice de la tumeur amena du pus. Donc, sans aucun doute, il s'agissait d'une péritonite enkystée, dont le pus s'était écoulé au dehors et par le rectum et par le poumon gauche, à travers diaphragme; écoulement d'ailleurs insuffisant. Le 27 février, incision de la peau longue de deux pouces sur la ligne blanche, entre ombilic et symphyse, des couches musculaires; hémostase à la glace, ouverture du péritoine. A ce moment, écoulement de pus abondant. Lavage phéniqué de la cavité purulente. On place un cathéter. Amélioration, pouls moins fréquent, sommeil et appétit reviennent. Signes d'auscultation et de percussion dans le poumon gauche avaient déjà diminué; deux jours après, écoulement de pus moindre, selles normales, abdomen moins douloureux à la pression. Deux lavages phéniqués par jour de la cavité, avec l'appareil de Dittel pour les lavages vésicaux. Amélioration continue. Le 22 mars, la cavité ne contenait plus que 150 grammes de liquide. Le 27 mai, il persistait seulement un canal de sept centimètres, qui laissait passer une petite sonde. La malade est complétement rétablie.

Nous ne faisons que citer un cas de Tédenat; sa relation dispense de tout commentaire.

Obs. LXXXVIII. — *Inédite et due à l'obligeance du professeur Tédenat.* — Louis G..., 29 ans, chryptorchidie gauche, blennorrhagie. Phénomènes urinaires pour lesquels il se sonde le 20 avril 1882. Le canal saigne légèrement.

Le 25, facies anxieux, grippé, pouls petit et rapide, hoquets, vomissements, douleur iliaque gauche; ventre ballonné. Diagnostic : orchi-épididymite du côté de la chryptorchidie, phénomènes péritonitiques consécutifs.

Le 26 avril, une incision parallèle à l'arcade crurale gauche au-dessus de cette arcade, en dedans, conduit sur le péritoine, rouge, épaissi, adhérent, offrant des points purulents disséminés. Section du cordon au-dessus du testicule malade. Toilette minutieuse du champ opératoire, drain, sutures. Le hoquet, les vomissements disparaissent : la douleur, la fièvre diminuent rapidement. Guérison rapide et sans incident.

Si nous examinons les résultats généraux de ces observations, nous ne voyons qu'un seul cas de mort, celui de Bull. En dehors du fait de Tédenat qui se rapporte à une péritonite de cause exceptionnelle, à conditions particulières ; en dehors même de ceux de Villemin, à forme ascitique, et de Howard Marsh, à siège douteux, il nous reste 10 cas d'intervention armée pour péritonite plus ou moins aiguë et localisation plus ou moins large. Nous comptons 7 succès complets. Dans les autres cas, amélioration notable et guérison prochaine. Les malades cependant étaient quelquefois gravement atteints ; chez plusieurs d'entre eux, l'opération a été motivée par des complications sérieuses ou des phénomènes généraux importants.

L'incision simple a été employée mais la laparotomie a semblé préférable un certain nombre de fois. L'écoulement du pus a préoccupé la plupart des opérateurs. On a vu, en effet, que, dans le cas de Marsh, l'omission du drainage a provoqué de nouveaux phénomènes fébriles qui n'ont disparu que par l'ouverture spontanée de la collection purulente reformée. Chez presque tous les sujets, l'amélioration symptomatique a suivi de près l'opération. En admettant donc que les faits les plus heureux aient seuls été publiés, on ne peut nier l'utilité de l'intervention dans un certain nombre de cas. Les résultats généraux sont d'ailleurs conformes à ceux qu'on était en droit d'attendre de l'issue du pus, de la désinfection de la poche péritonéale et de la soustraction opératoire d'un foyer infectieux. Tenant compte du peu de succès fournis par l'expectation, le chirurgien paraît donc autorisé à intervenir dans les péritonites purulentes localisés à manifestations symptomatiques plus ou moins graves. Est-il possible de tracer les indications précises de cette thérapeutique? On peut au moins le tenter.

Posons tout de suite en principe que les péritonites enkystées à contenu séreux ou hématique ne donneront lieu à intervention que secondairement, par leur volume excessif ou leur transformation purulente. Par contre, les péritonites purulentes doivent être de prime abord traitées opératoirement. L'expectation expose à la rupture spontanée dans le péritoine, le poumon, l'intestin. Nous en connaissons des exemples. L'ouverture intérieure est étroite, irrégulière, insuffisante pour l'écoulement des produits morbides et pourtant capable de donner entrée à des agents septiques dangereux. La ponction, le drainage, les lavages et surtout l'ouverture large, l'application des règles de l'antisepsie peuvent, sous certaines réserves et dans des cas déterminés, amener une guérison rapide et complète. Il suffit de ne pas dépasser l'étendue des adhérences existantes. Si des complications sérieuses, telles que des accidents d'occlusion intestinale, survenaient, on aurait une indication opératoire supplémentaire.

Dans les cas douteux, dans les péritonites volumineuses, la laparotomie paraît devoir être préférée; dans les conditions opposées, l'incision sera faite au niveau de la tumeur.

L'ouverture prochaine à l'extérieur doit hâter et non retarder l'intervention. L'ouverture à l'intérieur dans un viscère creux, déterminant une évacuation ordinairement incomplète et une infection locale marquée, tiendra le chirurgien en éveil. Il s'apprêtera à agir à la moindre menace sérieuse de rétention purulente, de complication fonctionnelle ou d'affaiblissement général. Dans tous les cas, les ponctions exploratrices capables d'assurer le diagnostic de siège, de nature, d'étendue de la péritonite enkystée seront utilement pratiquées. Le drainage paraît souvent nécessaire; les lavages antiseptiques sont quelquefois utiles.

b). *Péritonites enkystées spéciales.*

1° *Péritonite périhépatique.* — Les considérations développées dans le paragraphe précédent sont applicables à celui-ci. Le chirurgien doit cependant tenir compte du siège de l'épanchement, du voisinage du foie et surtout de la plèvre.

L'intervention, dans les collections purulentes périhépatiques, est souvent retardée. La tumeur se dissimule derrière le rebord des fausses côtes. Siredey et Danlos (1) conseillent de n'opérer que si la tumeur est apparente et fait saillie vers l'abdomen. Foix (2), Deschamps (3) insistent sur l'utilité du bistouri dans ces conditions. Pour nous, les adhérences dominent la question de l'intervention; celle du siège vient ensuite.

Certes le diagnostic est plus difficile quand la tumeur périhépatique siège à la face supérieure du foie et à droite du ligament suspenseur qu'à gauche de celui-ci et à la face supérieure; quand le volume est considérable que lorsqu'il est relativement petit. Il est, dis-je, plus difficile; mais, grâce aux ponctions exploratrices aseptiques dont on peut user sans crainte, il est souvent possible. L'essentiel est de reconnaître l'existence et le siège du pus; qu'importe son origine?

(1) *Loco citato.*
(2) *Thèse de Paris*, 1874, n° 474.
(3) Id., 1886, n° 121, p. 191.

Au point de vue chirurgical, l'existence des adhérences est fort importante. La présence de ces dernières permet l'incision et le drainage ; leur absence impose diverses modifications opératoires. Dans ce dernier cas, on pourra faire usage soit des caustiques, soit du trocart, soit enfin de l'ouverture méthodique antiseptique employée actuellement pour quelques ouvertures de kystes hydatiques suppurés du foie.

L'observation citée par Deschamps est intéressante à notre point de vue. Elle démontre, une fois de plus, la nécessité d'un écoulement purulent large et facile.

Obs. LXXXIX. — In. *Thèse de Deschamps*, 1886, p. 173. — L. Fanny, 48 ans. Il y a 15 ans, chute dans un escalier. Pendant un mois, douleur abdominale ; vomissements durant un mois. Depuis, toujours quelques douleurs et récemment quelques vomissements. Deux mois avant son entrée, vomissements incessants et douleurs bien plus vives avec un peu de fièvre. Elle entre à l'hôpital le 22 octobre. Les phénomènes précédents ayant disparu, on les met en doute et d'après quelques symptômes existant on songe à un cancer de l'estomac, puis à une suppuration profonde. On trouve enfin une tumeur vers l'hypochondre droit.

Le 2 décembre, on incise transversalement sur une étendue de 0 m. 05 et on retire 100 grammes de pus crémeux, fécaloïde. Le lendemain, pas de fièvre, pas de péritonite. Amélioration notable, Lavages, bourgeonnement de la plaie ; l'écoulement diminue. La plaie se fermant trop tôt on la rouvre. On met une mèche, puis de la laminaria,

Le 20 décembre, état général grave. Il est probable qu'une ouverture s'est faite dans les bronches. Contre-ouverture en arrière vers région lombaire. Lavage et drain. Expectoration muco-purulente. Le 6 février, sort en bon état. Revue en mai bien guérie.

Herrlich (1), étudiant les abcès sous-phréniques, a

(1) *Sem. méd.*, 1886, p. 55.

cité un cas de collection purulente sus-hépatique. Une ponction à travers l'un des derniers espaces intercostaux donna du pus. Après résection de la 7e côte, on pratiqua l'ouverture, le drainage et le lavage de la cavité suppurante. Elle était extrapleurale dans la plus grande partie de son étendue. A l'époque de la publication de la note d'Herlich, le malade paraissait en voie de guérison. De nouveaux faits sont nécessaires pour permettre d'apprécier ces tentatives thérapeutiques. Peut-être sera-t-il possible, après ponctions exploratrices, d'attaquer les abcès sous-phréniques par la paroi abdominale, sans courir les risques d'une pleurésie purulente.

2° *Péritonite périsplénique.* — Elle se prête à la même thérapeutique chirurgicale que la péritonite périhépatique; elle offre les mêmes indications et contre-indications opératoires. Besnier (1) veut, comme Siredey et Danlos pour la périhépatique, attendre, pour agir, que la péritonite périsplénique suppurée se démasque et fasse saillie vers l'hypochondre gauche. Après ponctions exploratrices, ne pourrait-on pas intervenir de bonne heure soit par les caustiques, soit avec le bistouri? M. Daniel Mollière (de Lyon), dans un cas encore inédit et sur un malade du professeur R. Lépine, a ouvert la plèvre après résection de la 7e côte et tiré un litre de pus à ce niveau. On croyait à une pleurésie. A l'autopsie, on a constaté un abcès sous-phrénique et pas de pleurésie. Herrlich (de Berlin) (2) vient de publier un fait absolument analogue. L'intervention est naturelle, mais subordonnée à un diagnostic difficile.

(1) *Art. Rate, Dict. Dechambre*, 1874, 3e série, t. II, p. 471.
(2) *Sem. méd.*, 1886, p. 55.

3° *Péritonite pérityphlique.* — Comme pour les autres formes de péritonites localisées, celle-ci ne donnera lieu à l'intervention chirurgicale qu'en raison d'un épanchement septique ou purulent. Dans la plupart des cas, le processus inflammatoire est complexe : cæcum, tissu cellulaire, péritoine, tous les tissus qu'on trouve au commencement du gros intestin sont plus ou moins malades. En clinique, peu importent ces distinctions anatomo-pathologiques. Il nous suffit de savoir qu'il y a quelquefois, à la suite d'inflammation du cæcum ou de l'appendice vermiforme, du pus enkysté à leur niveau dans le péritoine, et que ce pus, de nature très septique, fournit certaines indications opératoires.

Dans les péritonites au début, alors que l'inflammation est modérée, que la douleur est plus vive, que les phénomènes locaux et généraux sont peu menaçants, le chirurgien n'a pas à intervenir ; au contraire, dès que le pus est en voie de formation et mieux lorsqu'il est collecté, il faut agir. Que faire ?

« Lorsque le pus, dit Luton (1), tend à se faire jour dans quelqu'une des cavités viscérales avoisinantes, il n'y a pas lieu d'intervenir en quoi que ce soit. Mais s'il prend évidemment la voie extérieure, on peut, pour ainsi dire, aller au-devant de lui. Il est rare qu'on ait à se servir du bistouri, de crainte que des adhérences efficaces ne soient pas encore formées. Il vaut mieux avoir recours au procédé de Récamier. »

Posée en ces termes, l'intervention chirurgicale ne saurait nous convenir. Il nous semble inutile et même dangereux d'attendre que le pus vienne vers nous

(1) Art. *Typhlite* du *Dict. Jaccoud*, 1884, t. XXXVI, p. 472.

pour aller à sa rencontre; nous préférons l'arrêter dans sa marche, quelquefois capricieuse, et lui créer une issue artificielle large, directe. Nous éviterons ainsi des décollements plus ou moins étendus, des fusées intra-pelviennes, une rupture intra-péritonéale et tout autre complication pouvant résulter d'une expectation excessive. Pour agir ainsi, il faut toutefois s'assurer de la présence du pus par une ponction exploratrice. Certains chirurgiens opèrent même dès que la marche progressive de l'inflammation enlève tout espoir de résolution et que l'empâtement local et les phénomènes généraux rendent évident un travail suppuratif. L'absence d'adhérences, chose rare à cette période, grâce à l'antisepsie et à l'ouverture méthodique de la collection purulente, est aujourd'hui pour ainsi dire moins redoutable que la marche progressive et souvent imprévue de la maladie. La plupart des chirurgiens sont, croyons-nous, de l'avis que nous exprimons ici. La guérison est d'ailleurs d'autant plus tardive que l'opération a été moins précoce.

Obs. XC. — W. Bull. *Centr. f. chir.*, 1877, p. 286. — Homme fort, 40 ans. Antécédents tuberculeux, alcoolique. Il y a 7 ans, douleurs abdominales indéterminées ; depuis, douleurs vers le cæcum. Après des travaux pénibles, péritonite circonscrite subaiguë à droite, œdème, fluctuation, hecticité. Une ponction exploratrice fine amène du pus. Nouvelle ponction, drainage, lavages phéniqués.

L'abcès se vidant mal, incision large entre les côtes et la crête iliaque. Nouveaux lavages. Amélioration rapide, convalescence. 6 mois après la fistule était fermée. Guérison.

La meilleure preuve de ce que nous avançions relativement à l'ouverture large, à l'écoulement facile des liquides et aussi au danger, moindre aujourd'hui qu'autrefois, de l'issue de quelques gouttes de pus dans le péritoine, est fournie par l'observation suivante. Nous la rapportons volontiers à ce point de vue. Elle a d'ailleurs donné lieu, dans le sein de la Société clinique de Londres, à une intéressante discussion (1).

Obs. XCI. — Th. Barlow. and Rickmann J. Godlee. *Med. Times*, 1885, p. 852. — Homme de 20 ans. Depuis deux ans, diarrhée, vomissements. Le 12 septembre 1885, douleurs abdominales vives, vomissements, constipation absolue. Entré à l'hôpital le 15, il existait en outre des vomissements bilieux mais non stercoraux et une notable distension de l'abdomen. Légère rougeur du côté de la fosse iliaque droite. Diagnostic : lésion de l'appendice vermiforme ou étranglement intestinal. Les phénomènes inquiétants s'amendaient mais, comme ils étaient encore notables, on fit le 16 une incision médiane exploratrice. On trouva une péritonite au début généralisée et du pus fétide entouré de lymphe vers le cæcum. L'appendice était très épaissi. Une ouverture faite à la paroi abdominale vers la fosse iliaque conduit un gros drain jusque vers l'appendice. Un drain plus petit est placé vers l'incision médiane qu'on suture. Lavage du péritoine au sublimé 1/500. Tout alla bien ; à peine un peu de douleurs intestinales, durant les deux premiers jours; morphine et pas d'autre médicament. Un peu d'albumine durant un jour ou deux, un ganglion parotidien non suppuré. Guérison complète.

La possibilité d'un étranglement a fait faire une laparotomie exploratrice. L'issue dans le péritoine d'un peu de pus n'a pas empêché une guérison parfaite.

Thomas Bryant, à propos de cette observation, cite un cas de péritonite par propagation d'un abcès

(1) *Clinical Society of London*, 11 déc. 1885.

lombaire profond ; l'ouverture de celui-ci a guéri la péritonite.

Quoi qu'il en soit, il semble résulter de l'étude des faits publiés que l'ouverture précoce, hâtive, dès que la résolution de l'inflammation ne survient pas, est le meilleure mode thérapeutique. Une incision large, méthodique, permettra quelquefois de trouver la cause de la péritonite (pépin, os dans l'appendice) et de l'extraire. On évitera de la sorte la possibilité de décollements étendus, d'une suppuration prolongée et de la rupture de la poche péritonéale dans la cavité de la séreuse. Malheureusement, comme le disait Barwell, dans la discussion indiquée, le chirurgien est appelé presque toujours trop tard. Nous avons relaté, dans un précédent chapitre, une observation de Kronlein (1), dans laquelle ce chirurgien a fait la laparotomie. Il s'agissait d'une pérityphlite ayant provoqué une inflammation péritonéale diffuse. L'ouverture abdominale large pourrait en effet, dans un certain nombre de cas, présenter quelques indications. Elle permettrait d'agir aisément sur la péritonite diffuse et sur la cause de cette dernière. Kronlein a ainsi fait l'ablation de l'appendice iléo-cæcal. L'opération, toutefois, était trop tardive, elle n'a pas empêché la mort de survenir. Sans vouloir trancher ce point délicat de thérapeutique, nous dirons, en résumé, pour la péritonite pérityphlitique : l'intervention est inutile s'il n'existe pas de pus et si la résolution peut être obtenue médicalement ; l'intervention est utile et souvent nécessaire quand il existe du pus diffus ou collecté. Elle ne doit pas être trop tardive; l'incision inguinale au bistouri, l'ouverture large, le drainage, quelquefois les lavages

(1) *Arch. f. Klin. chir.*, 1886, t. XXXIII, p. 514.

antiseptiques conviennent à ces péritonites. La laparotomie peut s'appliquer à certains cas exceptionnels, lors de rupture intra-péritonéale de la collection pérityphlitique. L'existence d'une perforation intestinale ne paraît pas contre-indiquer l'ouverture ; elle paraît devoir, au contraire, en hâter l'exécution.

4° *Péritonites pelviennes ou pelvi-péritonites.* — Nous avons parlé ailleurs des pelvi-péritonites localisées, puerpérales et tuberculeuses. Il nous reste à étudier ici les autres péritonites pelviennes. Nous comprendrons toutefois, parmi ces dernières, certains reliquats puerpéraux, nécessitant une intervention tardive. Ne se rattachant à la puerpéralité que par leur étiologie, elles ne diffèrent pas cliniquement des formes qui doivent nous occuper.

La pelvi-péritonite résulte d'une infection extérieure propagée par les voies génitales, d'une inflammation des ovaires, de l'utérus, ou enfin de la chute, dans le péritoine pelvien, d'une quantité variable de sang menstruel. Elle est aiguë ou chronique. Quelles qu'en soient la cause et la forme, la péritonite pelvienne n'intéresse le chirurgien que s'il existe un épanchement séreux, sanguin, purulent. L'épanchement séreux, rare d'ailleurs, donnerait lieu, en cas de gêne, à une simple ponction. L'épanchement sanguin est primitif ou secondaire : primitif, il provoque la péritonite ; secondaire, il est produit par elle. Cet épanchement ou hématocèle entre à peine dans notre sujet. La ponction, l'incision des culs-de-sac, l'incision inguinale, la laparotomie ont été, suivant les circonstances, employées contre l'hématocèle péri-utérine. Laroyenne (1) (de Lyon) ouvre largement le

(1) *Lyon méd.*, 1886, t. XLI, p. 241.

cul-de-sac postérieur au moyen d'un instrument spécial. Sur plus de 40 opérations, un seul cas de mort. Pozzi (1) a opéré une fois par la région iliaque. Hégar et Kaltenbach, Lawson Tait et plusieurs autres chirurgiens pratiquent la laparotomie si la tumeur sanguine, volumineuse, fait saillie à l'épigastre.

Pengrueber (2) a publié un fait de ce genre, et Francis Imlach (3), cinq cas plus récents. La péritonite étant ici presque accessoire, nous n'avons pas à discuter les divers modes opératoires.

Les épanchements purulents du péritoine pelvien nous intéressent spécialement. Ils nécessitent assez souvent l'intervention chirurgicale. Les procédés indiqués pour l'hématocèle trouvent ici leur application.

Les chirurgiens n'agissent d'ordinaire que contre les collections purulentes qui, par leur volume, leur développement progressif gênent les malades ou, par résorption péritonéale, déterminent des troubles généraux. Cependant Laroyenne ouvre quelquefois, quand ils sont reconnus, les petits épanchements qu'il a récemment signalés (4).

En dehors d'indications opératoires impérieuses, les auteurs ne sont pas d'accord sur l'opportunité de l'intervention. De Sinety (5) l'admet dans le phlegmon péri-utérin de Nonat; il la rejette dans la véritable pelvi-péritonite de Bernutz. Il laisse agir la nature.

Les ponctions, de l'avis de plusieurs chirurgiens, sont généralement insuffisantes et souvent dange-

(1) *Revue chir.*, 1886, p. 165.
(2) *Sem. méd.*, 1886, p. 1.
(3) *Brit. med. Journ.*, 1885, t. I, p. 983.
(4) *Lyon méd.*, 1886, p. 241.
(5) *Manuel de Gynécologie*, 1879, p. 676.

reuses. Les incisions vaginales larges et le drainage, en créant un écoulement facile, valent mieux; elles permettent des lavages, des injections à la moindre menace d'infection. Le drainage, avec des tubes rigides, est hasardeux; les lavages peuvent occasionner des accidents. Lavage et drainage sont susceptibles de rompre ou de perforer la poche kystique, et de déterminer une péritonite généralisée. Les incisions vaginales semblent préférables aux incisions abdominales. Celles-ci, toutefois, trouvent peut-être quelques indications dans les épanchements considérables.

La laparotomie, dans ces conditions particulières, aurait l'avantage d'un écoulement rapide des liquides purulents. Fenger (1) s'en déclare même partisan pour les abcès périutérins chroniques. Le drainage a été pratiqué par l'abdomen, par le vagin, ou à la fois par le vagin et par l'abdomen. M. A. Guérin (2), en 1878, se montre peu favorable au « magistral drainage » abdomino-vaginal. Il préfère, avec raison, la voie vaginale. Quant aux injections, il les proscrit totalement. Faites prudemment, elles sont généralement innocentes, mais pratiquées sans ménagement, elles ont pu provoquer la mort.

Intervention superflue dans la plupart des pelvi-péritoniques à contenu séreux, utile quelquefois dans certaines hématocèles enkystées, nécessaire dans la plupart des épanchements purulents, indispensable dans les cas à liquide abondant déterminant des accidents locaux ou généraux graves : tel est le résumé

(1) *Arch. Tocologie*, 1885, p. 182.
(2) *Leç. clin. sur les mal. des org. génit. int de la femme*, 1878, t. II, p. 387.

des indications opératoires résultant de cette courte étude. Ponction, incision vaginale, abdominale, drainage vaginal ou abdominal, lavages réservés et prudents dans les cas de résorption septique : tels sont les divers moyens à mettre en œuvre dans les circonstances cliniques variables que nous avons rapidement signalées.

Nous ne produisons ici qu'un petit nombre d'observations intéressantes par quelque particularité. Les autres seraient, en l'espèce, absolument superflues.

Obs. XCII. — Bernutz et Goupil, cités par Kaiser, *Arch. f. kli. Med*, 1876; t. XVII, p. 100. — Femme de 35 ans, pelvi-péritonite aiguë. On la ponctionna 2 fois par le rectum. Elle eut un grand soulagement. 4 mois plus tard, mort de tuberculose.

Obs. XCIII. — Hégar. *Gynécologie opératoire*, 1885, p. 406. — Il a dans un cas suivi la voie périnéale pour ouvrir un abcès péritonéal consécutif à une salpyngite. On incise le périnée suivant une ligne ischio-coccygienne, on incise le rectum et l'anus et on atteint sans encombre la collection purulente. Il faut toutefois éviter les vaisseaux pelviens, l'urèthre. On se tiendra près de la ligne médiane contre la paroi rectale avec plus d'assurance.

Obs. XLIV.—Lawson Tait. *Brit. med. Journ.*, 1878, p. 677. —M..., âgée de 38 ans. En novembre 1876, malaise, douleurs pelviennes vagues, fièvre. Dans la suite, douleur augmente et M. Freer découvre une tumeur. Tait trouve une tumeur mobile, du volume d'une tête d'enfant. Diagnostic : kyste paraovarique. En juin 1877, péritonite avec fièvre, douleur, tympanisme. Pour la tumeur et la péritonite, laparotomie, le 21 juin. Le péritoine adhérait à la tumeur et tous les organes intra-abdominaux étaient congestionnés fortement. La tumeur ponctionnée après l'incision de la paroi abdominale antérieure, mais avant l'ouverture de la cavité abdominale, le chirurgien vit sortir en abondance un liquide épais, analogue à du sang noirâtre. La tumeur vidée se contractait sous le doigt, c'était la trompe. Aucun conduit ne menait dans l'utérus et on jugea inutile d'en créer un. Lavages phéniqués, sutures profondes, drain. Au bout de 21 jours, on enlève celui-ci. Guérison complète, mais la menstruation a complètement disparu.

Obs. XCV. — Léliard. *The Lancet*, 20 septembre 1884, p. 493. — Isabelle C., 27 ans, mariée depuis six ans. Règles douloureuses avant son mariage. Il y a quinze mois, elle ressentit pour la première fois du malaise, de la douleur. Elle eut un écoulement vaginal, âcre, irritant, et aussitôt une vive douleur dans la région iliaque et suspubienne du côté droit. La malade était très abattue. On sentait, dans la région douloureuse, une tumeur du volume d'une orange et une certaine élasticité au doigt. Le toucher vaginal indiquait que l'utérus était presque immobile, dévié à gauche et se continuait avec la zone empâtée. On remarquait un écoulement à tendance purulente et l'orifice interne donnait issue à la même matière. Le 24 mai, repoussant soigneusement l'intestin loin de la tumeur, ponction aspiratrice. Il vient du pus. Le lendemain laparotomie. On trouva une tumeur qui adhérait à l'intestin, à l'utérus, au bassin et qu'on ne pouvait enlever. On l'ouvrit et on trouva des parois épaisses et contenant du pus. On épongea le pus qui sortait, on élargit la plaie et on introduisit le doigt dans l'abcès. La paroi abdominale était alors déprimée. On mit un drain. Aussitôt l'écoulement vaginal cessa. La température s'éleva au bout de quatre jours, mais le drainage abdominal fut maintenu. Guérison, quinze jours après la sortie de la malade.

Obs. XCVI. — Wade. *The Lancet*, 1880, t. I, p. 313. — Femme, 30 ans environ. Péritonite manifeste. État grave. Elle reportait ses douleurs vers l'épigastre et souffrait depuis plusieurs jours beaucoup. Cependant la région ovarienne gauche était douloureuse et le côté correspondant des culs-de-sac vaginaux était pris. Huit jours après, les phénomènes se s'accusant pas et pensant à une suppuration de la trompe.

Savage fit la laparotomie. On mobilisa difficilement les annexes de l'utérus. L'ovaire gauche était augmenté de volume, enflammé et la trompe contenait du pus. Bon résultat.

Obs. XCVII. — *Communiquée par M. Fochier*, chirurgien de la Charité de Lyon. — B. Marie, 20 ans. Pelvi-péritonite suppurée. Deux ponctions vaginales, puis incision et drainage. Lavages antiseptiques (sublimé). Pendant un de ces lavages, la malade prend, sans cause apparente, une crise d'hystéro-épilepsie, convulsions, etc., puis tombe dans un coma complet. Sueurs froides, pouls imperceptible. On ne maintient la respiration qu'au moyen de secousses électriques intermittentes. Cet état persiste pendant deux heures, puis la malade reprend peu à peu connaissance. Le soir, quoique encore un peu faible, elle avait recouvré son état normal. Depuis ce moment, elle est allée beaucoup mieux ; pas de rétention du pus, pas de température le soir. Lavages tous les cinq ou six jours. Les accidents nerveux n'ont pas reparu. Un mois après, elle sort presque complètement guérie. (Obs. recueillie par M. Duzéa, interne du service).

CHAPITRE X

OPÉRATIONS EXPLORATRICES DANS LES PÉRITONITES.

On peut intervenir chirurgicalement soit contre la péritonite, soit contre la cause productrice, soit enfin contre les deux éléments morbides. Nous avons dû classer, dans ce travail, certaines péritonites sous divers chefs étiologiques. Bien différente, en effet, est la conduite du chirurgien suivant qu'il se trouve en présence d'une péritonite tuberculeuse, puerpérale, par ulcération viscérale, par occlusion intestinale, etc.

Si désirable que paraisse un diagnostic étiologique, si utile qu'il soit en réalité, il n'est cependant pas toujours possible. L'erreur ou l'incertitude, sont, en l'espèce, souvent inévitables.

Nous en avons relaté un grand nombre de cas. Que faire en pareille occurrence?

Jusqu'à ces dernières années, les chirurgiens s'abstenaient de toute intervention; de nos jours, on est devenu plus entreprenant et l'on fait assez volontiers des incisions abdominales exploratrices. Les résultats obtenus semblent favorables à cette pratique. En face d'une péritonite intense, localisée ou diffuse, septique ou purulente, pourquoi n'agirait-on pas? Faut-il laisser mourir un malade parce qu'on ignore la cause de son mal? N'aura-t-on pas quelque regret quand l'autopsie révèlera une salpingite ou une autre lésion quelconque qu'on pouvait peut-être guérir par l'ablation, la suture et l'antisepsie?

On sait, d'une part, que les incisions abdominales ont beaucoup perdu de leur ancienne gravité; nous croyons avoir démontré, d'autre part, que certaines péritonites sont curables par une action chirurgicale opportune et méthodique : c'en est assez pour condamner une abstention systématique. En présence d'une inflammation péritonéale vive et menaçant directement la vie du patient, en l'absence de symptômes indiquant une fin prochaine et irrémédiable, le chirurgien paraît actuellement autorisé à intervenir, même avec un diagnostic étiologique insuffisant : aux grands maux, les grand remèdes.

On a opéré, dans ces conditions, malgré la péritonite; on doit aujourd'hui le faire à cause même de la péritonite. Au lieu de rester une contre-indication opératoire, celle-ci doit devenir une indication formelle. La mort, dans le cas dont nous parlons, est certaine et l'opération, nous l'avons vu, peut sauver le patient. Pourquoi hésiterait-on à donner à ce dernier quelques chances de guérison ou de survie?

L'intervention chirurgicale, dans les péritonites purulentes ou septiques sans cause tangible, peut arrêter la marche de la maladie; dans les péritonites par lésions viscérales, elle peut, en supprimant ces lésions, supprimer l'affection qui en résulte. Dans un cas comme dans l'autre, le chirurgien peut parfois guérir son malade. L'opération exploratrice devient dès lors curatrice. Cette idée thérapeutique, repoussée encore par un grand nombre de chirurgiens, gagne journellement du terrain. Lawson Tait, dont la pratique des opérations sur l'abdomen est si étendue, nous écrivait récemment : « En présence d'une péritonite grave, je me préoccupe médiocrement de sa cause et de sa nature. J'ouvre d'abord le ventre largement et je me conduis ensuite suivant les indications fournies par l'inspection directe ». Plusieurs succès viennent à l'appui d'une telle manière de voir. Cette formule comporte assurément certaines réserves ; elle nous promet cependant de brillants résultats et marque un grand progrès dans la thérapeutique chirurgicale.

L'hypothermie notable, un collapsus marqué, la déchéance vitale générale seront toujours des contre-indications opératoires absolues.

Les ponctions capillaires n'ont rien à faire ici ; elles sont purement exploratrices. Les ponctions aux trocarts sont peu utiles ; à peine peuvent-elles servir à démontrer l'existence et la nature d'un épanchement.

En dehors d'un diagnostic étiologique et anatomique certain, la laparotomie est l'opération la plus convenable. Elle seule nous laisse constater des lésions viscérales ayant déterminé la péritonite et nous permet, le cas échéant, d'y porter remède.

L'application parfaite des règles de la méthode antiseptique est absolument de rigueur.

CHAPITRE XI

CONSIDÉRATIONS OPÉRATOIRES

Nous nous proposons d'examiner ici quelques points relatifs à l'acte opératoire lui-même. Instruments ; ponctions ; siège, direction, étendue des incisions ; toilette péritonéale ; drainage ; injections ; antiseptiques ; leurs indications générales ou spéciales ; leurs avantages, leurs inconvénients : tels seront les éléments de ce chapitre. Cette étude peut sembler futile car les opérations dont nous nous occupons ne sauraient embarrasser un véritable chirurgien ; il nous a paru toutefois que l'étude attentive à laquelle nous nous sommes livré pouvait nous permettre de discuter certaines particularités opératoires et nous autorisait à formuler quelques règles propres à favoriser le succès définitif de l'intervention chirurgicale. Nous mettrons à profit, en l'espèce, les observations rapportées et certains travaux relatifs à la chirurgie générale de l'abdomen.

Instruments. — Nous avons vu employer, dans le traitement chirurgical de la péritonite localisée ou généralisée, les trocarts, les caustiques, le bistouri. Le thermocautère, bien que délaissé dans nos opérations, mérite une mention honorable ; il peut rendre, à l'occasion, des services importants.

Les *ponctions capillaires* sont souvent utiles et quelquefois indispensables pour assurer le diagnostic d'un épanchement et sa nature particulière. Aseptiques, elles paraissent généralement sans danger.

Les *ponctions au trocart* peuvent être dangereuses mais sont parfois nécessaires. Elles ont, dans certains cas, une portée thérapeutique. Elles permettent l'évacuation des liquides visqueux, purulents; elles sont même suffisantes pour l'établissement du drainage. La canule peut rester à demeure après la ponction. Nous avons vu les prof. Richet, Lannelongue les employer utilement. Il faut savoir cependant que les avantages de ce procédé ne sont pas toujours en rapport avec ses inconvénients.

Les *caustiques*, employés suivant la méthode de Récamier, sont indiqués pour l'ouverture de collections liquides au niveau desquelles les adhérences péritonéales paraissent nulles ou insuffisantes. Le fait est rare, mais peut se présenter dans la pratique.

Le *thermocautère* est, pour nous, un agent hémostatique, mais il peut être sécateur. Il pourrait convenir pour certaines incisions faites en dehors de la ligne médiane et dans lesquelles on redouterait une effusion sanguine notable.

Le *bistouri* est l'instrument qui nous convient le mieux. Il permet une incision nette, d'une étendue proportionnée aux besoins de chaque cas particulier; il est compatible avec la réunion par première intention; il ne détermine aucun accident sérieux entre des mains exercées.

Le *siège de l'incision* offre une certaine importance. Dans les péritonites enkystées, il est d'ordinaire commandé par le point saillant de la tumeur. On opère, suivant les circonstances, à la région périnéale, à la région inguino-crurale, au fond du vagin, sur la paroi abdominale, en général, et la ligne blanche, en particulier.

La *voie périnéale* est rarement indiquée. Elle paraît difficile à suivre et surtout périlleuse. On tiendrait le bistouri le plus près possible de la ligne médiane afin d'éviter les hémorrhagies ; on éviterait, dans la profondeur, l'uretère et la vessie. En thèse générale, l'incision périnéale, faite une fois par Hégar, est à rejeter.

La *voie vaginale* convient à un certain nombre de péritonites pelviennes, quand la collection liquide fait saillie vers le cul-de-sac postérieur. On peut inciser le vagin avec le bistouri ou au moyen d'instruments spéciaux, celui de Laroyenne (1), par exemple. On peut se servir également d'un gros trocart. Alors même que l'épanchement fait saillie vers les culs-de-sac vaginaux, plusieurs chirurgiens préfèrent la laparotomie si la quantité du liquide est assez grande pour proéminer à la région sus-pubienne.

La *voie inguinale* convient à l'ouverture de certaines pérityphlites et de quelques pelvi-péritonites. On sait que, dans un cas, M. Pozzi a vidé, par cette région, une hématocèle.

La *voie inguino-crurale* a été suivie, après la kélotomie, pour donner issue aux liquides abdominaux. Horsley, Israël, Obersth ont agi ainsi. Les deux derniers opérateurs, pour des motifs légitimes, ont agrandi l'incision première et fait un débridement étendu de la paroi abdominale. Ne vaudrait-il pas mieux, dans certains cas analogues, pratiquer une laparotomie médiane que de fendre obliquement le ventre sur une grande hauteur ?

La *voie abdominale* s'impose dans un grand nombre

(1) Ce chirurgien ponctionne le vagin avec un large trocart à canule cannelée. Celle-ci, restée en place, conduit alors sûrement dans la poche péritonéale un instrument analogue au lithotome et dont l'écartement des branches coupantes a été préalablement mesuré. *Lyon médical*, 1886, t. 41, p. 241.

de péritonites localisées de la partie moyenne ou supérieure de l'abdomen.

La *voie abdominale médiane* semble préférable dans les péritonites généralisés ou mal localisées. La *laparotomie* plus ou moins étendue permet une issue facile aux liquides ou aux produits pseudo-membraneux de la cavité péritonéale; elle est favorable à une injection complète des viscères et à une action thérapeutique sur ces derniers; elle se prête à une toilette soignée et à une antisepsie complète; enfin, suivant la remarque de Marten, elle n'expose à aucune hémorrhagie sérieuse. Nous avons vu cependant que, dans certaines péritonites purulentes de l'enfance et de l'adolescence, l'incision simple au niveau du nombril, bombé par la pression du liquide, peut suffire pour amener une guérison rapide et complète. Nous devons tenir compte de cette remarque.

La *direction de l'incision* est quelquefois indiquée par le sens de la voussure produite par l'épanchement péritonéal; elle n'a le plus souvent qu'une médiocre importance. Longeant l'arcade crurale, au pli de l'aine; horizontale, vers les culs-de-sac vaginaux; transversale, oblique ou verticale en d'autres points, l'incision sera favorable avant tout à l'écoulement des liquides. Il suffira généralement de se conformer, à ce sujet, aux règles ordinaires de la chirurgie.

L'*étendue de l'incision* mérite une certaine attention. Dans les *péritonites généralisées*, une grande incision vaut mieux qu'une petite. La première oblige à éviter immédiatement la sortie du paquet intestinal et ultérieurement la production d'une hernie ventrale, mais donne les bénéfices de la laparotomie classique; la seconde offre de graves inconvénients sans avantages sérieux. Dans les *péritonites localisées*, l'incision doit être largement suffisante mais non excessive. L'incision vaginale aura deux ou trois centimètres, rarement davantage. Il faut, mais il suffit qu'on puisse, en cas d'accidents septiques, pratiquer le drainage et des lavages consécutifs. M. Laroyenne préfère systématiquement les incisions aux ponctions; celles-ci déterminent quelquefois des phénomènes inflammatoires mais ne permettent pas de les combattre. L'étendue des incisions abdominales doit être dominée par celle des adhérences péritonéales. Quand ces dernières sont larges et solides, les riches incisions favorisent une détersion complète et une parfaite antisepsie de la poche morbide; quand, au contraire, elles paraissent étroites et molles, une petite incision est de rigueur. On s'exposerait par une ouverture exagérée à provoquer l'issue des liquides morbides dans la cavité séreuse et à une péritonite diffuse suraiguë. Pour éviter tout accident de ce genre on peut faire d'abord une ponction au bistouri puis, après exploration digitale, agrandir l'incision autant que le commande l'étendue de la poche.

Quelle que soit l'incision, le chirurgien doit se préoccuper de la possibilité d'adhérences péritonéales à son niveau et de la présence accidentelle de l'intestin sous le bistouri. La percussion préalable peut parfois fournir quelques notions à ce sujet. On devra, dans le doute, inciser la paroi lentement, méthodiquement, couche par couche. Si l'on découvre adhérent l'intestin, on tentera de le décoller en agrandissant l'incision au-dessus et au-dessous et en exerçant sur lui de prudentes pressions. Dans le cas enfin où une piqûre accidentelle ouvrirait l'intestin on se contenterait, comme M. Bouilly, de suturer soigneusement l'orifice anormal suivant la méthode de Lembert.

L'ouverture convenablement faite, nous devons nous occuper des moyens de vider et de désinfecter le péritoine.

La *toilette péritonéale* est différente dans les péritonites enkystées et dans les péritonites diffuses.

Dans les *péritonites enkystées*, il faut se garder de rompre les adhérences plus ou moins épaisses et résistantes qui limitent l'épanchement. Le curage est donc à rejeter. Autant il paraît utile dans les abcès sous-cutanés, autant il semble dangereux dans cette région. Il suffit de donner issue aux parties liquides, grumeleuses ou pseudo-membraneuses libres. Toute manœuvre supplémentaire est à rejeter.

Dans les *péritonites diffuses*, la toilette péritonéale doit être poussée relativement loin. On facilitera l'écoulement des produits mobides par la position déclive du patient, par de douces pressions abdominales; on tâchera de découvrir et de déterger les petites collections purulentes interintestinales qu'on rencontre quelquefois; on fera l'ablation des fausses membranes molles et septiques qu'on pourra facilement détacher; on épongera délicatement les régions déclives dans lesquelles s'accumulent les liquides. Il convient d'éviter, dans ce sens, toute exagération. On sait, en effet, que l'intestin plus ou moins altéré par l'inflammation, devient friable, résiste mal aux tractions et aux pressions. C'est une question de tact et de mesure. La toilette péritonéale est quelquefois achevée par des irrigations ou des ablutions.

Baumgartner (1) recommande, après la laparotomie, en général, de projeter sur les anses intestinales un jet de solution salicylique au millième et à 30° au moyen d'un tube de caoutchouc adapté à un réci-

(1) *Rev. Hayem*, 1885, t. XXV, p. 169.

pient placé à 1 m. 50 de hauteur. Il irrigue l'abdomen jusqu'à ce que le liquide ressorte clair, puis il essuie délicatement l'intestin avec de fines éponges désinfectées. Depuis 1875, cet auteur n'a jamais eu d'accident à déplorer. Si l'innocuité de ce procédé se confirme définitivement, ne pourrait-on pas l'appliquer aux cas qui nous occupent?

Disons, en terminant cette question, que la plupart des chirurgiens ne recherchent pas, coûte que coûte, une toilette péritonéale parfaite. Kronlein (1) ne considère nullement d'ailleurs cette dernière comme nécessaire pour l'occlusion absolue de la cavité abdominale.

Le *drainage* abdominal a vivement préoccupé les chirurgiens contemporains. A notre point de vue, il prête à de sérieuses considérations.

Le drainage, dans les *péritonites enkystées*, paraît offrir de nombreux avantages et fort peu d'inconvénients. Il nous semble généralement indiqué.

Dans les *péritonites généralisées*, son utilité est parfois contestable. Olshausen (2) le rejette nettement. Kronlein ne l'admet guère. D'autres auteurs, plus éclectiques, trouvent ici des indications et des contre-indications.

Le drainage abdominal, en effet, permet l'issue continuelle des liquides morbides; il empêche l'accumulation et la résorption des produits septiques résultant de l'inflammation péritonéale. Il a toutefois le grave inconvénient de s'opposer à la réunion complète de la plaie opératoire; il entretient une irritation mécanique plus ou moins marquée de la séreuse; il expose enfin à une infection nouvelle si le pansement

(1) *Arch. f. Klin. chir.*, 1886, Bd XXXIII, Heft 2, p. 507.
(2) *Communication écrite.*

antiseptique n'est pas parfaitement et largement appliqué sur la région malade.

La tendance actuelle porte à rejeter le drainage comme traitement prophylactique de la péritonite post-opératoire. Devons-nous aussi le proscrire dans la péritonite confirmée? Il faut, croyons-nous distinguer, à ce point de vue, diverses conditions.

1° *La toilette péritonéale est parfaite; le péritoine est peu altéré.* Dans ce cas, le drainage nous paraît superflu. La séreuse ne sécrétera plus de liquide ou bien, si une exsudation nouvelle se produit, les caractères septiques seront nuls ou extrêmement affaiblis. D'une manière comme d'une autre, le danger sera peu considérable et la guérison pourra survenir.

2° *La toilette péritonéale est incomplète; le péritoine est notablement altéré.* Le drainage nous semble alors nécessaire. Il reste, en effet, dans la cavité péritonéale, des fausses membranes, de petits amas purulents; les liquides résultant de l'inflammation de la séreuse auront une action plus ou moins septique. La présence de ces produits est un danger permanent pour le malade.

Il nous semble donc que l'état du péritoine doit guider le chirurgien dans la question du drainage. C'est du moins l'opinion qui se dégage de l'étude des faits; c'est aussi celle de A. Martin (1), Mikulicz, Hégar et Kaltenbach, etc.

Comment doit-on pratiquer le drainage dans les péritonites? Bardenhauer, chez la femme, préfère la voie abdominale à la voie vaginale. Nous avons vu Molokendoff drainer à la fois par le vagin et l'abdomen; Rendu, faire une contre-ouverture lombaire pour périhépatite; Kaltenbach, dans un cas de

(1) *Rev. chir.*, 1883, p. 992.

puerpéralité, placer ses tubes, par le vagin, à travers les deux régions lombaires. Nous ne saurions insister sur ces particularités. Les voies du drainage sont commandées par les circonstances ; les agents, par les préférences des chirurgiens ou les besoins du moment. L'indication posée, il est toujours possible de la remplir.

Les *lavages* sont le complément habituel du drainage; ils n'en sont pas cependant l'adjuvant nécessaire. De nombreux faits nous démontrent leur innocuité; ils paraissent néanmoins plutôt nuisibles qu'utiles s'ils ne sont pas indispensables.

Dans les *péritonites généralisées*, les lavages doivent être réservés aux cas dans lesquels l'écoulement spontané des liquides morbides est insuffisant, à ceux surtout où la rétention de ces derniers détermine des accidents septiques menaçants.

Dans les *péritonites localisées*, les mêmes règles seront observées. La réserve doit être même beaucoup plus grande. Les liquides injectés peuvent, en effet, rompre les exsudats qui limitent la poche péritonéale, fissurer ses parois et déterminer une inflammation diffuse promptement mortelle. Des phénomènes réflexes extrêmement graves ont été également observés. Dans un cas dont nous tenons la relation de M. Laroyenne, une injection modérée, dans une pelvipéritonite, fut suivie d'une syncope mortelle. L'autopsie ne révéla aucune lésion appréciable.

D'une manière générale, les lavages seront donc pratiqués dans les seuls cas où des phénomènes de rétention septique se manifesteront avec une certaine intensité. On devra les faire avec prudence et avec des liquides à la température du corps. Ils seront à à la fois détersifs et antiseptiques.

Le choix des *liquides antiseptiques* ne saurait nous

arrêter ici. C'est une question générale traitée dans les livres avec tous les détails qu'elle comporte. L'eau pure, l'eau alcoolisée, les solutions phéniquées, salicylées, iodées, boriquées, sublimées, etc., ont été employées dans les faits que nous avons rapportés. Il suffit, en l'espèce, de tenir compte de leur valeur antiseptique et de leur puissance toxique respectives.

RESUMÉ GÉNÉRAL.

Le *traitement chirurgical de la péritonite localisée* est de date ancienne. Les collections purulentes enkystées du péritoine ont été quelquefois ouvertes par les chirurgiens des siècles passés. Le *traitement chirurgical de la péritonite généralisée* est de date récente; les inflammations généralisées du péritoine n'ont été traitées opératoirement que dans ces dernières années. Certaines péritonites méritent d'entrer dans le domaine de la chirurgie courante. D'une part, en effet, la thérapeutique médicale est, à leur égard, généralement insuffisante; d'autre part, l'intervention armée paraît susceptible de donner quelquefois d'excellents résultats.

La *péritonite post-opératoire* peut être souvent évitée par l'observation exacte des règles de la méthode antiseptique. Elle est d'une gravité considérable. Elle peut être arrêtée, dans un certain nombre de cas, par une intervention rapide et énergique. Celle-ci consiste à donner issue aux liquides septiques épanchés dans la cavité péritonéale, soit en séparant les lèvres de la plaie chirurgicale, soit en incisant l'abdomen au niveau de la collection morbide ou encore d'un des culs-de-sac vaginaux. Cette opération nouvelle, dans les cas graves, doit être pratiquée de bonne heure.

La péritonite traumatique est l'effet habituel de lésions viscérales. Son traitement est subordonné à ces dernières. Un épanchement septique, provoquant constamment de graves accidents inflammatoires, commande une intervention hâtive. Celle-ci sera immédiate en présence de lésions perforatives inévitablement mortelles; plus tardive, en l'absence d'un diagnostic certain, elle sera mise en œuvre dès les premières manifestations péritonitiques sérieuses. La laparotomie, la suture, l'ablation partielle ou totale, la toilette péritonéale, tels sont les moyens opératoires ordinairement préférés. L'ouverture large de l'abdomen permet seule l'inspection des viscères et une thérapeutique efficace sur ces derniers.

La laparotomie exploratrice paraît quelquefois utile. Elle est presque innocente si l'on observe rigoureusement les règles de la méthode antiseptique; elle peut être extrêmement grave dans les conditions opposées.

La *péritonite par rupture ou ulcérations pathologiques* impose des réserves formelles au point de vue de la thérapeutique chirurgicale. L'état de faiblesse ordinaire des sujets, les conditions morbides générales dans lesquelles ils se trouvent, le caractère éminemment infectieux des lésions péritonéales, l'indécision habituelle du chirurgien sur le siège exact de la lésion, etc., tout enfin paraît s'opposer à une intervention efficace. Si l'on songe pourtant à la rapidité excessive de l'inflammation et à la mort constante qui en est la conséquence, on se croira autorisé à tenter quelquefois une thérapeutique radicale. Celle-ci n'aura cependant sa raison d'être que dans quelques circonstances particulières. On ne saurait agir que sur un malade en dehors du collapsus final et alors qu'un diagnostic suffisant permettra, comme dans une pérityphlite, un ulcère rond, par exemple, d'avoir une notion approximative du siège de la lésion. Dans ces cas, la laparotomie large et médiane paraît indiquée.

La *péritonite par inflammation ou gangrène de tumeurs diverses* est localisée ou généralisée. Les poussées inflammatoires localisées et peu intenses n'exigent aucune intervention. Les formes diffuses et menaçantes impliquent une opération hâtive et quelquefois immédiate. La gangrène est une indication impérieuse. Dans les deux derniers cas, l'ablation de la tumeur enflammée ou gangrenée, la toilette et l'antiseptie péritonéales sont des conditions indispensables pour la guérison. L'opération pare à la fois au danger de la tumeur et à celui de la péritonite. Il faut intervenir de bonne heure, dès que la vie du sujet est menacée, et agir radicalement.

La *péritonite par rupture de collections kystiques ou enkystées* est plus ou moins grave suivant la nature et le contenu de ces tumeurs. Sa thérapeutique doit être en rapport avec sa gravité. Certaines péritonites légères, consécutives à la rupture de kystes paraovariques ou ovariques séreux, n'impliquent aucune intervention active ; d'autres, résultant de la rupture de kystes hématiques, gélatineux, purulents ou de tumeurs de nature nettement inflammatoire, exigent une action énergique et immédiate. La laparotomie avec ablation de la tumeur, toilette péritonéale soignée, est une opération convenable. Dans ces conditions, la péritonite loin d'être une contre-indication opératoire est une indication formelle, absolue. Elle seule permet de sauver la vie du patient. On pourra la tenter même à toute extrémité. Le résultat sera d'autant plus favorable que l'opération sera plus complète et plus hâtive.

La *péritonite par étranglement herniaire* comporte une intervention immédiate, la kélotomie. La présence d'un épanchement sanieux ou purulent dans la cavité abdominale semble indiquer le drainage par l'ouverture du sac de la hernie et quelquefois des lavages détersifs et antiseptiques de l'abdomen. Les péritonites généralisées, diffuses, menaçant gravement l'existence du sujet, ressortiraient peut-être de la laparotomie. La probabilité d'une perforation intestinale, inabordable par la herniotomie, constituerait une indication supplémentaire en faveur d'une incision abdominale médiane à la fois exploratrice et thérapeutique.

La *péritonite par occlusion intestinale* implique une laparotomie immédiate. Celle-ci visera alors autant l'occlusion que la péritonite qu'elle a produite. Cette proposition, adoptée par la majeure partie des chirurgiens, semble n'avoir besoin d'aucune nouvelle démonstration.

La *péritonite non purulente*, rare d'ailleurs, ne réclame généralement qu'un traitement médical ou un traitement chirurgical extrêmement réservé. La ponction, souvent superflue, suffit dans les épanchements abondants. Les injections modificatrices semblent plus nuisibles qu'utiles.

La *péritonite purulente généralisée* donne, par l'expectation simple, des résultats déplorables. Elle exige, le plus souvent, un traitement chirurgical. Celui-ci paraît inutile quand la péritonite est la manifestation d'une septicémie générale ; il semble généralement efficace dans les conditions opposées. Le résultat est d'autant plus favorable que l'intervention est plus hâtive. Cette intervention présente plusieurs modes opératoires offrant des indications particulières. Les ponctions évacuatrices, les ponctions suivies du drainage et de lavages détersifs ou antiseptiques, l'incision ombilicale donnent quelquefois, chez les enfants surtout, des résultats rapides et satisfaisants. Dans les cas graves, sans tuméfaction localisée, chez les adultes en particulier, la laparotomie suivie de toilette péritonéale, accompagnée ou non de drainage, paraît nettement indiquée, principalement quand le contenu péritonéal est épais, grumeleux ou extrêmement septique. On pourra toutefois ne pratiquer cette opération qu'après des tentatives moins graves et préliminaires, telles que des ponctions réitérées et même le drainage permanent.

La péritonite puerpérale ne se prête à l'intervention chirurgicale qu'en dehors des cas à marche excessivement rapide, foudroyante. Elle semble particulièrement convenable lorqu'il existe un épanchement septique notable, purulent ou sanieux. Cette dernière forme donne lieu aux mêmes indications thérapeutiques que la péritonite purulente. La puerpéralité non-seulement permet une intervention armée, mais encore, eu égard à ses effets éminemment septiques dans la péritonite, elle semble devoir la précipiter. L'état général, la fièvre surtout doivent être pris en sérieuse considération à ce point de vue. Si un danger extrême implique une action chirurgicale immédiate, le peu d'élévation de la température, l'allure bénigne des phénomènes morbides locaux et généraux doivent porter à l'abstention ou à une intervention modérée. Si la tendance à la localisation du processus inflammatoire s'accentue nettement, on devra n'intervenir avec le bistouri qu'à une période plus ou moins éloignée de l'accouchement ou de l'avortement. En un mot, la thérapeutique chirurgicale sera d'autant plus énergique et plus précoce que les accidents infectieux seront plus rapides et plus menaçants; elle sera d'autant plus tardive et réservée que la marche de l'inflammation paraîtra plus lente et aura une tendance plus marquée à la localisation.

Dans la péritonite puerpérale localisée, l'ouverture au bistouri au point indiqué par la proéminence de l'épanchement, le drainage et les lavages suffiront ordinairement. La laparotomie ne convient qu'à des cas particuliers.

Dans la péritonite généralisée, l'incision par le vagin sera quelquefois indiquée par la saillie manifeste des culs-de-sac, mais la laparotomie paraît généralement préférable. Celle-ci est seule rationnelle en présence d'une inflammation considérable et d'un écoulement imparfait par une ouverture étroite.

La *péritonite tuberculeuse généralisée* est rarement susceptible d'une intervention armée; un épanchement purulent diffus pourrait cependant l'indiquer si l'état général et pulmonaire le permettait.

La *péritonite tuberculeuse localisée* peut être traitée chirurgicalement dans les cas où elles constitue une lésion isolée et une collection enkystée. Des conditions inverses contre-indiquent toute intervention active.

Les *diverses formes de péritonite enkystée*, quels que soient leur origine, leur siège, leur volume, peuvent, en l'absence de résolution spontanée, bénéficier d'une intervention armée proportionnée à leur gravité générale ou fonctionnelle.

Les *opérations exploratrices* peuvent être utiles

dans les péritonites d'origine et de nature inconnues ou incertaines. Elles sont autorisées quand la vie du sujet est gravement menacée et que l'on espère arrêter ou amender l'inflammation péritonéale et en supprimer la cause. Elles sont contre-indiquées dans les conditions opposées

Les divers procédés opératoires, le siège, l'étendue, la direction des incisions, le drainage, les lavages, etc., ont des indications variées dans les péritonites. Nous ne pouvons les indiquer ici. On trouvera les détails qui s'y rapportent dans le chapitre des considérations opératoires.

CONCLUSION.

L'idée thérapeutique qui se dégage de notre travail peut être exprimée en ces termes :

Dans les péritonites, on ne doit intervenir chirurgicalement qu'en présence de troubles graves, généraux ou fonctionnels, dépendant directement de l'inflammation péritonéale et menaçant sérieusement la vie des malades.

A. — Les formes enkystées demandent l'évacuation du liquide morbide et la désinfection de la poche pathologique.

B. — Les formes diffuses ont une cause connue ou inconnue. Si la cause, médiate ou immédiate, est connue et si on peut la supprimer, il faut agir rapidement contre elle. Si la cause est inconnue, on doit faire une laparotomie exploratrice large et se conduire suivant les indications fournies par l'inspection directe.

Le collapsus, l'hypothermie marquée, la déchéance vitale générale sont, en principe, des contre-indications opératoires formelles.

APPENDICE (1).

L'étude du traitement chirurgical de la péritonite nous a paru, dès le début, se prêter heureusement à certaines recherches expérimentales. Celles-ci semblaient même devoir être d'autant plus intéressantes qu'elles avaient jusqu'ici moins préoccupé les chirurgiens. En dehors de quelques tentatives anciennes de Herlin, de celles plus récentes de Vincent, Parkes, etc., toutes d'ailleurs faites à un point de vue spécial et prophylactique, nous ne connaissons rien sur cette question.

Notre programme était le suivant :

1° Provoquer directement chez les animaux, par inoculations, injections, irritations mécaniques, etc., des péritonites tuberculeuses, puerpérales, purulentes ou septiques.

2° Déterminer, autant que possible, des épanchements péritonéaux et des adhérences intestinales.

3° Employer divers modes thérapeutiques : ponctions évacuatrices simples, ponctions et lavages antiseptiques, incision étroite et drainage, laparotomie large et toilette péritonéale soignée.

4° Opérer successivement sur des espèces différentes, des sujets variés et dans des conditions diverses, normales ou pathologiques.

(1) Nous remercions vivement nos amis MM. Givre, Mathis et Mondan du précieux concours qu'ils nous ont prêté dans nos tentatives expérimentales.

5° Intervenir à des périodes plus ou moins rapprochées du début de la péritonite.

6° Agir constamment avec des animaux témoins. Ce programme semblait parfaitement réalisable. La péritonite n'est pas rare chez les animaux ; le tubercule, la puerpéralité trouvent, chez plusieurs d'entre eux, un terrain favorable. En tenant compte des susceptibilités morbides variables que présente le péritoine, des espèces et des sujets différents, on pouvait espérer obtenir quelques résultats importants.

Nous avons cependant rencontré une difficulté considérable, celle de déterminer des péritonites avec épanchement. Ce dernier, nul ou presque nul dans les formes tuberculeuses ou puerpérales, semblait facile à réaliser pour les formes purulentes ou septiques. C'est une erreur. Nos recherches n'ont abouti jusqu'ici qu'à la production de septicémies ou de péritonites incomplètes.

Huit chiens ont reçu, dans le péritoine, par injection ou par incision, du pus, de l'urine, des matières fécales. Six ont succombé sans que le péritoine fut nettement altéré, deux ont survécu. On sait que le péritoine de cet animal s'enflamme difficilement. Deux injections, l'une de 3 cc., l'autre de 5 cc. de teinture d'iode ou de teinture d'iode et d'alcool camphré mélangés, ont provoqué, chez un lapin, une péritonite notable avec diarrhée, fièvre, ballonnement abdominal. Le lendemain, laparotomie médiane de 10 cent. Nous retirons 60 gr. environ de sérosité louche. L'intestin est injecté et présente plusieurs points presque purulents. Lavages péritoneaux au sublimé à 1 sur 2000. L'animal meurt dans la journée. L'autopsie nous montre un peu de sérosité louche dans l'abdomen et quelques néo-membranes ténues en voie de formation.

Ainsi, sur neuf tentatives, un seul résultat expérimental notable. Les animaux inoculés meurent moins de péritonite que de septicémie ou de schock. Est-ce à dire que l'expérimentation ne peut rien nous apprendre ? Nous ne le pensons pas. Nous voyons seulement qu'elle présente des difficultés considérables, des obstacles multiples que nous ne pourrons surmonter ou vaincre qu'après des tâtonnements nombreux. Il faudra varier les moyens d'action, faire ouvrir peut-être des abcès cutanés dans le péritoine (ce que nous essayons actuellement), injecter de grandes quantités de liquides septiques, rechercher des sujets particulièrement favorables, etc. On comprend que le temps nous ait manqué jusqu'ici. Nous nous proposons toutefois de continer activement ces recherches.

Nous arriverons peut-être à faire des péritonites diverses que nous traiterons chirurgicalement à des stades variables de leur évolution. Des faits favorables étant acquis, l'expérimentation prêterait à la clinique un appui incontestable.

Ajoutons, en terminant, que si nos expériences avaient dû en rester là, cette note eût été, en l'absence de résultats quelconques, absolument superflue.

INDEX BIBLIOGRAPHIQUE.

AARESTRUP. — *Canstatt's Jahresbericht.* 1871. t. II, p. 12.

ADAMS. — Latent acute peritonitis of idiopathic origin. Large amount of pus in the abdominal cavity. Evacuation. Recovery. *Boston med. and surg. Journal*, 1884, 20 nov., t. II, p. 482.

ANTON SCHMIDT. — Zur Laparotomie bei eitriger Peritonitis. *Wratsch* 1882, nos 46 et 47. *Centr. für Chir.*, 1883, n° 21, p. 337.

— Eitrige Peritonitis. Laparotomie. Heilung. *Wratsch* 1881, nos 51 et 52. *Centr. f. Chir.*, 1882, n° 47, p. 772.

AUREGAN. — Des traumatismes du foie et des voies biliaires. *Thèse de Paris*, 1876, n° 278.

BAIZEAU. — De la rupture spontanée de l'ombilic à la suite de péritonite purulente. *Arch. gén. méd.*, 1875, t. I, p. 103,

BARLOW and GODLEE. — Suppuration around the vermifor appendix treated by abd. section. *Clinical Soc. of London*, 11 déc, 1885. *Med. Times and Gaz.*, 1885, 19 déc. *Centr. für Chir.*, 20 fév. 1886, n° 8, p. 135.

BARTBET. — Case of perforating ulcer of the bladder. *The Lancet*, 1876, t. I. p. 210.

BAUDENS. — Péritonite traumatique avec perforation de l'intestin, mort. Autopsie. Opération proposée par M. Baudens pour les cas de cette nature. *Gaz. Hôp.*, 1844, p. 137.

BAUMGARTNER. — Ueber peritonealtoilette. *Arch. f. Gynæk.*, bd. XXV, heft 1. *Rev. Hayem*, t. XXVI, 1885, p. 169.

BEALL. — Laparotomy for suppurative peritonitis. *Texas cour. Rec. med. for worth*, 1883-4, i, n° 3, 14-17.

BESNIER (E.). — *Art. Rate du Dict. Dechambre*, 1874, 3e série, t. II, p. 471.

BLANCHARD. — Quelques considérations sur la séreuse péritonéale. *Thèse de Lyon*, 1882, n° 130.

BOECKEL (J.). — Laparotomie antiseptique pour une ascite. Succès opératoire. *Bull. mém. de la Soc. chir.*, 1879, p. 888.

BOINET. — *Iodothérapie*, 1885, p. 157.

BONET. — *Sepulchretum*, 1700, p. 228, § 11.

BOSSART. — Péritonite suppurée chez un enfant. *Rev. méd. de la Suisse Rom.*, 1885, p. 490.

BOUILLY. — Rupture de l'intestin par coup de pied de cheval; pas de plaie abd.; péritonite suraiguë; laparotomie, résection et suture; mort le dixième jour. *Bull. Soc. chir.*, 1883, t. IX, p. 698.

— *Deux observations inédites* (1886) de péritonite puerpérale.

BRUNNIKE (A.). — *Hospital Tidende*, XVI, 22.

BOYER. — Hydropisie enkystée du péritoine. *Traité des maladies chirurg.*, 1849. t. VI, p. 112 et 115.

BRYANT (Thomas). — Discussion du fait de Green. *The Lancet*, 1885, t. II, p. 99 et 950.

BUCHANAM (G.). — On gastrotomy, with a case of intestinal obstruction in wich the operation was followed by relief of the symptoms and cure of the patient. *The Lancet*, 1871, t. I, p. 776.

BULL (de Christiana). — Zwei Fälle von purulenter Peritonitis durch operative Behandlung geheilt. *Norsk magazin for Lægevidenskaben*, 1876, 3 R.. 6 Bd., 7 heft. *Centr. f. Chir.*, n° 18, 1877, p. 286.

— *Communication écrite.*

BULL (W.). — Laparotomy for gunshot wound of the small intestine. *Med. news*, 17 mai 1884. *Revue Hayem*, 1885, t. XXVI, p. 246.

CAILLÉ (A.). — Du drainage permanent dans l'ascite. *Acad. de med. de New-York*, 3 fév. 1886 in *Med. News*, 13 fév. 1886, p. 192.

CASELLI. — Laparotomie pour péritonite purulente. *Troisième réunion de la Soc. italienne de chirurgie*, *séance du 21 avril* 1886, et *Sem. méd.*, 1886, p. 179.

CECI (A.). — Laparotomia per ulcera semplice perforata dell' ileo. *Gaz. med. di Roma*, 1883, n°s 17, 18, 19, 20, p. 193 et suiv., et tirage à part, 1883, p. 6.

— Laparotomie pour péritonite consécutive à une splénectomie. *Communication écrite.*

CHAPUT. — Perforation de l'appendice iléo-cæcal par corps

étranger; péritonite suppurée; phénomènes d'étranglement; laparotomie. *Progrès méd.*, 1883, p. 103-105.

CHARPENTIER. — *Traité pratique des accouchements*, 1882, t. II, p. 960 et 963.

CHASSAIGNAC. — *Traité clinique et pratique des opérations chirurgicales*. Drainage permanent dans l'ascite, 1882, t. II, p. 642.

CHAUVEAU. — De la septicémie puerpérale expérimentale, *Lyon médical*, t. XLI, 1882, p. 272.

CHAVASSE. — Contusion abdominale par coup de pied de cheval. Péritonite aiguë. Laparotomie. Mort. Contusions multiples des viscères. *Congrès français chir. Bull. Soc. chir.*, XI, p. 123. *Revue chir.*, 1885, p. 333.

CHEVALLIER (Paul). — Essai sur l'hydropisie enkystée des parois abdominales. *Thèse de Paris*, 1872, n° 107.

CHOMEL. — *Dictionnaire en 30 vol.*, 1841. *Art. Péritonite*, p. 580.

COILLOT (P.). — Des lésions de l'intestin et de l'estomac consécutives aux lésions abdominales. *Thèse de Paris*, 1885, n° 221.

CORNIL et BABÈS. — *Les Bactéries*, 1885, p. 125.

CZERNY (de Heidelberg).—*Arch. f. Klin. chir. Langenbeck*, 1880, p. 395.

DAVID. — Manière d'ouvrir et de traiter l'ascite suppurée, l'hydropisie enkystée et suppurée et toute autre collection de pus faite dans le bas-ventre. *Prix de l'Acad. de chir.*, 1778, t. X, p. 81.

DAVID (A). — De la péritonite simulant l'étranglement interne et de son traitement. *Thèse de Montpellier*, 1878, n° 29.

DEBRAND. — Du traitement de la péritonite aiguë. *Thèse de Paris*, 1882.

DE LA MOTTE. — *Traité complet de chirurgie*, 1771, t. II, p. 73.

DENUCÉ. — *Art. Abdomen du Dictionn. de Jaccoud*, 1864, t. I, p. 102.

DELPEUCH. — Des péritonites chroniques dites simples. *Arch. gén. méd.*, janv. 1884.

DEPAUL. — Ponctions contre le tympanisme dans les péritonites puerpérales. *Soc. chir.*, 3 mai 1871. *Gaz. Hôp.*, 1871, p. 335.

DESCHAMPS. — De la péritonite périhépatique enkystée. *Thèse de Paris*, 1880, n° 121, p. 101.

Discussion à la Clin. Soc. of London, 11 déc. 1885. *Med. Times*, 1885, p. 852.

DRUILLET. — Des ruptures traumatiques de l'intestin sans solution de continuité des parois abdominales. *Thèse de Paris*, 1882, n° 305.

DUBAR et REMY. — Sur l'absorption par le péritoine. Notions anatomiques et physiologiques tirées de la recherche des voies parcourues par les substances absorbées par l'animal vivant. *Journ. de l'Anat. et de la Physiot.*, 1882, t. XVIII, p. 60 et 342.

DUPAQUIER. — Traitement de la péritonite par la laparotomie. *Thèse de Paris*, 1885, n° 223.

DUPLAY. — Des indications et des contre-indications de l'ovariotomie dans le traitement des kystes de l'ovaire. *Arch. gén. méd.*, 1879, t. I, p. 20.

DUPUYTREN. — *Leçons orales de clinique chirurgicale*, t. III, p. 650.

ELIAS. — Casuistícher Beitrage zur Pathologie und Thérapie der Bauchempyem. *Deutsche med. Woch*,, n° 29, 1881. *Revue de Hayem*, 1882, t. XX, p. 682.

EMMET (Addis-Thomas). The principles and practic of gynæcologie, 1885, p. 702.

FENGER. — Abcès périutérins chroniques. Traitement par la laparotomie. *Arch. Tocologie*, 1885, p. 182.

FERRATON. — Ruptures intra-péritonéales de la vessie. *Thèse de Paris*, 1883.

FIX. — Historique et critique des plaies de la vessie par armes à feu. *Thèse de Paris*, 1880.

FOIX. — Des péritonites circonscrites de la partie supérieure de l'abdomen. *Thèse Paris*, 1874, n° 474.

FOLLIN et DUPLAY. — *Path. externe*, 1878, t. V, p. 721.

FOLLIN et GUYON. — *Dictionn. Dechambre, art. Péritonite*, t. I, 1re série. 1865, p. 176 et 183.

FONTAN. — Des avantages de la kélotomie hâtive. *Thèse de Montpellier*, 1867, n° 74.

FRÆNKEL. — Ueber puerperale Peritonitis. *Deutsche med. Wochen.*, 1884, n° 14, p. 212.

GODLEE. — General Peritonitis. Exploration and drainage of an empty femoral hernia sac. Death some days later. Autopsy revealing perforating ulcere of duodenum. *Med. Times*, may 23, 1885, t. I, p. 678.

GAUDERON. — De la péritonite idiopathique aiguë chez les enfants, sa terminaison par suppuration, évacuation du pus à travers l'ombilic. *Thèse de Paris*, 1876, n° 148.

GREENE (Francis). — Case of purulent peritonitis in a child. *The Lancet*, 1885, t. II, p. 99.

GUÉRIN (J.). — Discussion sur la fièvre puerpérale. *Bull. Acad. Méd.*, 1858, t. XXIII, p. 823 et 807.

GUÉRIN (A.). — *Leçons cliniques sur les maladies des organes génitaux internes de la femme*, 1878, t. II, p. 387.

GUILLEMEAU. — Traité d'accouchement, 1643.

HEITLER. — Traitement chirurg. des maladies internes. *Sem. méd.*, 7 avr. 1886, p. 141.

HEGAR (A.) et KALTENBACH (trad. par BAR). — *Traité de Gynécol. opérat.*, 1885, p. 212, 234, 438.

HERRLICH. — Des abcès sous-phréniques. *Soc. de méd. int. de Berlin*, 1er févr. 1886. *Sem. méd.*, 1886, p. 55.

HERLIN. — *Journ. de méd. chir. pharm. de Roux*, t. XXVII, 1767, cité par NETTER, *Rev. méd. de l'Est*, 1875, t. III, p. 41.

HERVIEUX. — *Traité des maladies puerpérales suites de couches*, 1870, p. 107, 217, 230.

HEYDENREICH. — Du traitement de certaines péritonites par la laparotomie. *Sem. méd.* 1885, p. 247.

HILTON FAGGE. — A case of abscess within the upper part of abdomen. *Guy's Hospital Reports*, 1874, t. XIX, p. 213.

HORSLEY. — Acute septic peritonitis, operation, recovery. *Med. Times*, 26 sept. 1885. *Centr. f. Chir.*, 1885, n° 50, p. 430.

HOUEL. — Plaies et ruptures de la vessie. *Thèse agrégation*. 1857.

HOWARD MARSH. — *Soc. Roy. and med. Soc. of London. The Lancet*, 14 juin 1885, t. I, p. 992.

HUE. — De la péritonite aiguë généralisée compliquant les kystes de l'ovaire. *Thèse de Paris*, 1883, n° 241.

IMLACH (Francis). — Five cases of pelvic hœmatocele, treated by abdominal section. *The Brit. med. Journ.*, 1885, t. I, p. 983.

ISRAEL. — Discussion sur la péritonite spontanée. *Soc. de méd. int. de Berlin, séance du* 7 avril 1884. *Sem. méd.*, 1884, p. 150.

JACOBI. — Discussion de l'Acad. de New-York du 3 févr. *Med. News*, 13 févr. 1886, p. 102.

JOBERT (de Lamballe). — Des collections de pus et de sang dans l'abdomen. *Thèse de concours*, 1830, p. 37 et 45.

JOLLY. — Des ruptures utérines pendant le travail de l'accouchement, considérées surtout au point de vue des symptômes et du traitement. *Thèse de Paris*, 1870, n° 241.

JULLIARD. — Kyste ovarique. Étranglement interne. Opération. Guérison par première intention. *Bull. Soc. chir.*, 1879, t. V, p. 627.

KAISER (F.) — Ueber die operative Behandlung der Bauchempyeme. *Freiburger inaugural-dissertation. Deutsch. Arch. für Klin. med.*, 1876, t. XVII, p. 74.

KEITH (M.). — Ovariotomy in which the cyst was in a state of gangrene. *The Lancet*, 1865, t. II, p. 36.

KOCHER (Theodor). — Schusswunde des Magens mit rash eintretenden Peritonisch und collapserscheinungen. Laparotomie 3 stunden nach der Verletzung. Magennath. Heilung. In *Corresp. Blatt für Schweizer Aertze*, n° 24, 15 déc. 1883, p. 598, et *Rev. Hayem*, t. XXIII, 1883, p. 685.

KOEBERLÉ. — *Gaz. méd. Strasbourg*, 1867, p. 43 et 46. — *Communication écrite.*

KOENIG (de Gœttingue). — Ueber diffuse peritoneale Tuberculose und die durch solche hervogerufenen Scheingeschwülste in Bauch, nebst Bemerkungen zur Prognose und Behandlung dieser Krankheit. *Cent. f. Chir.*, 1884, n° 6, p. 80.

KRONLEIN. — Ueber die operative Behandlung der acute diffusen Jauchig-erterigen Peritonitis. *Arch. f. Klin. chir. von Langenbeck*, 1886, Bd. XXXIII, helft 2, p. 507.

LAROYENNE. — De la péritonite chronique compliquée d'un épanchement latent de nature purulente, séreuse ou hématique. *Lyon méd.*, 1886. t. XLI, p. 241.

LAUNOIS. — Péritonite enkystée traitée par le drainage et des lavages antiseptiques. *France méd.*, 1882, t. II, p. 25.

LANDAU. — Actinomycose simulant une pelvi-péritonite suppurée. *Berl. Klin. Woch.*, 7 avr. 1884, n° 14, p. 220. *Rev. Hayem*, 1885, t. XXVI, p. 567.

LAWSON TAIT. — *Med. Times*, t. I, p. 207.

— Menstrual fluid retained in the left fallopian tube, simulating ovarian tumour; abdominal section during acute peritonitis. *The Brit. med. Journ.*, 11 may 1878, p. 677.

Lawson Tait — 208 cas de laparotomie. *Brit. med. Journ.*, 1883, p. 301.

— Treatment of acute peritonitis by abdominal section. *The Lancet*, 1885, t. 1, p. 1102.

— On the cure of the chronic perforating ulcer of the bladder by the formation of an artificial vesico-vaginal fistula. *The Lancet*, 1870, t. II, p. 738.

— *Communication écrite.*

Le Dentu. — Du péritonisme comme indications de l'ovariotomie. *Rev. chir.*, 1885, p. 1.

— Conditions de succès dans la chirurgie de l'occlusion intestinal. *Journ. Thérapeut.*, 1876. p. 486 et 531.

Leliard. — Pyosolpinx, leakage into the uterine cavity, abdominal section, drainage, recovery. *The Lancet*, 20 sept. 1884. t. II, p. 493.

Létiévant. — Péritonite tuberculeuse prise pour un kyste de l'ovaire. Laparotomie, drainage, guérison. *Communication orale.*

Leyden (E.). — Ueber spontane peritonitis. *Deut. Med. Woch.*, 1884, n° 17. *Centr. f. Chir.*, 1884, n° 51, p. 813.

Longuet. — Remarques sur la rupture de l'intestin sans lésions des parois abdominales. *Bull. Soc. anat.*, 1875, p. 709.

Luton. — *Dict. Jaccoud, art. Typhlite*, 1884, t. XXXVI, p. 472.

Maltrait. — Contr. à l'étude des traumatismes de la vessie. *Thèse de Lyon*, 1881.

Martin (A.). — Du drainage péritonéal. *Wolkmann's Klin. Vortrage*, n° 210. Analyse in *Rev. chir.*, 1883, p. 992.

Marten. — Zur operativen Behandlung der Peritonitis. *Virchow's Arch.*, 1861, t. XX, p. 530.

Martel. — Rupture de la vésicule biliaire. *Bull. Soc. chir.*, 1882, p. 469.

Marrant Baker. — Purulent peritonitis. *The Lancet*, 1885, t. II, p. 90.

Masinoum. — De la plaie de l'estomac par armes à feu, *Thèse de Paris*, 1885, n° 265.

Mathon. — De la splénite traumatique. *Thèse de Paris*, 1876, n° 490.

Mears. — Case of encysted dropsy of the peritoneum in which suppuration had occured. and abdominal section was performed with recovery. *Philadelphia med. Times* 1875, p. 764.

Michalski.—Kyste sanguin, ouverture. *Union méd.*, 1877, p. 400.

Mikulicz.—Die peritoneal drainage. *Centr, f. Chir.*, 1881, p. 729.

— Ueber laparotomie bei magen und perforation. *Sammlung Klin. Vortrage*, n° 262. Assemblée des nat. et méd. allemands, Magdebourg. *Cent. f. Chir.*, 1886. n° 15, p. 266. *Sem. méd.*, 1884, p. 388.

Molokendoff. — Laparotomie dans la péritonite puerpérale. *Rev. Hayem*, juill. 1883, p. 266.

Mosimann, — Péritonite aiguë, son traitement. *Thèse de Paris*, 1881, n 190.

Mouillé. — Considérations générales sur la péritonite traumatique à la suite de coups de pied de cheval sans lésions apparentes des parois abdominales. *Rec. mém. méd. milit.*, 1861, t. VI, p. 38.

Mundé. — Diagnosis and Treatment of obscure pelvic abscess. *Arch. of med.*, 1880.

— O case of ovariotomy during subacute pertitonitis and suppuration of the cyst following aspiration; with remarks. *The amer. Journ of the med. Scien.*, 1878, t. LXXV, p. 100.

Nairne (S.). — Ouverture de l'abdomen considérée comme partie du traitement chirurgical des maladies de cette région. *The Glasgow med. Journ.*, vol. XXI, p. 423, et vol. XXII, p. 100 et 274. *Rev. chir.*, 1885, p. 602.

Naumann. — Fall of tuberculosis peritonei behandlade med. laparotomie. *Centr. f. Chir.*, 1886, n° 2, p. 30.

Nepveu. — Rupture des kystes de l'ovaire dans le péritoine. *Ann. gynécol.*, 1875, t. IV, p. 14.

Netter. — Mémoire sur la possibilité de guérir la péritonite en injectant une quantité suffisante d'eau tiède dans la cavité abdominale. *Revue méd. de l'Est*, 1875, t. III, p. 41.

— De l'application de la pratique des ovariotomistes à la péritonite puerpérale. *Revue méd. de l'Est*, 1875, p. 87.

Nuck. — Haller disput. anat., t. VII, p. 126.

Oberstn. — Eis Fall von Perforation Peritonitis, Laparotomie for nach 9 wochen. *Centr. f. Chir.*, 1885, n° 20.

Otis. — *The medical and surgical history of the Rebellion-War*, 1876.

Owen (Edmund). — Injury to abdomen; acute peritonitis; abd. section; death; remarks. *The Lancet*. 1885. t. II, p. 663.

PARKES. — Penetrating gunshot wound of the abdomen *Med. News*, 17 mai 1884 et *Rev. Hayem*, t. XXVI, p. 246.

PÉAN. — *Diagnostic et traitement des tumeurs de l'abdomen et du bassin*, t. I, p. 305.

PENGRUEBER et VICENTE. — Complication et traitement de l'hématocèle rétro-utérine.. *Sem. médicale*, 1er janvier 1886, p. 1.

PETIT (Le fils). — Essai sur les épanchements et en particulier sur les épanchements de sang. Première partie : des épanchements dans le bas-ventre. *Mém. acad. chir.*, 1743-53, t. I, p. 237, et t. II, p. 92.

PEYRILHE. — *Histoire de la chirurgie*, 1780, t. II, p. 240.

PEYROT. — De l'intervention chirurgicale dans l'obstruction de l'intestin. *Thèse agrég.*, 1880.

PLAYFAIR. — Abdominal section for puerperal peritonitis. *Brit. med. Journ.*, 1883, t. II, p. 455. *Rev. Hayem*, 1883, t. XXII, p. 223.

POLAND. — A collection of several cases of contusions of abdomen. *Guy's Hospital Reports*, 1858, 3e série, t. IV.

PONCET (A). — *Deux observations inédites.*

POZZI. — Grande plaie de la vessie intra et extra-péritonéale. Réparation en deux opérations éloignées. Guérison. *Ann. des mal. des organes génito-urinaires*, 1883, 1er mai.

— Hématocèle périutérine, incision iliaque guérison. *Rev. chir.*, 10 fév. 1886, p. 165.

PRESTAT et rapport MONOD. — Injections iodées dans le péritoine. *Soc. chir.*, 10 août 1853, et *Arch. gén. de méd.*, 1853, t. II, p. 747.

POULET. — *Observation inédite* de péritonite localisée.

POULET et BOUSQUET. — *Traité de pathologie externe*, 1885, t. III, p. 22, 24, 30.

RAVATON. — *Traité des playes d'armes à feu*, 1750, p. 277.

— *Chirurgie des armées*, 1768, p. 492, 495, 498.

— *Pratique moderne de la chirurgie*, 1776. Paris, t. II, liv. V, p. 201.

REIBEL. — Observation de péritonite aigue, idiopathique et diffuse, très prochainement mortelle, arrêtée et guérie par une opération chirurgicale. *Gaz. méd. Strasbourg*, 1er janv. 1883, n° 1, p. 1.

REYNIER et Ch. RICHET. — Expériences relatives au choc péritonéal. *C. R. Ac. Sc.*, 1880, p. 1220.

RICHET (A.). — Kystes traumatiques de l'abdomen. *Union médicale*, 17 et 21 juillet 1877, p. 83 et 131.

— *Traité d'anat. médico-chir.*, 1877, p. 792.

ROBERT. — *Observation inédite* de péritonite localisée.

ROKITANSKY. — Beobachtungen über Laparatomie. *Wien. med. Press.*, 1884, n° 25, et *Rev. Hayem*, 1885, t. XXVI, p. 247.

ROUILLET. — Kystes hématiques du péritoine. *Thèse de Paris*, 1885, p. 28.

SACY-STEPHANESCO. — Quelques considérations sur le péritoine au point de vue chirurgical. *Thèse de Strasbourg*, 1870, n° 202.

SAVAGE. — Chronic peritonitis. Gastrotomy, recovery. *Birmingham. med. news*, 1878, t. VIII, p. 277.

SAVAGE (Thomas). — On one hundred and four abdominal sections performed during 1884. *Brit. med. Journ.*, janv. 1885, p. 217. *Rev. Hayem*, 1885, t. XXVI, p. 170.

SEGOND-FÉRÉOL. — De la perforation de la paroi abd. antér. dans la péritonite. *Thèse de Paris*, 1859, n° 93.

DE SINÉTY. — *Manuel de gynécologie*, 1879, p. 676.

SIREDEY. — *Des maladies puerpérales*, 1884, p. 211.

SIREDEY et DANLOS. — *Art. Péritonite du Dict. de méd. et de chir. pratiques*, 1876, t. XXIII, p. 726, 733, 740, 742, 753, 786.

SOLLER. — Observations recueillies à la clinique des maladies des femmes de la Faculté de médecine de Lyon pendant le semestre d'été 1881, service de M. Laroyenne. *Lyon méd.*, 1882, t. XXXIX, p. 635.

SONNENBURG. — Peritonite puerpérale. Laparotomie. *Soc. berlinoise gynécol.*, séance du 27 janv. 1885. *Arch. tocologie*, 1885, p. 381.

SPENCER WELLS. — *Des tumeurs de l'ovaire et de l'utérus* 1883, p. 109.

— *Diseases of the ovaries*, p. 319.

— *Diagnostic et traitement chirurgical des tumeurs abdominales*, 1886, p. 385.

STUDENSKY (N.). — Bauchschnitt wegen eitriger Peritonitis. *Chirurgitscheski westnik*, 1885, nov. *Centr. f. Chir.*, 6 mars 1886, n° 10, p. 172.

TAYLOR (Frédéric). — A case of abscess between the diaphragma and the liver. *Guy's Hospital Reports*, 1874, t. XIX, p. 257.

TÉDENAT. — *Observation inédite* de péritonite localisée.

TERRIER.— Observation de gastrotomie suivie de guérison. *Bull. et mém. Soc. chir.*, 1879, t. V, p. 564.

TERRILLON. — Sur les pansements antiseptiques. *Bull. thérap.*, 1884, t. CVI, p. 175.

— Remarques sur l'ovariotomie. *Bull. thérap.*, 1883, p. 175.

— Étude expérimentale sur la contusion du foie. *Arch. physiol.*, 1875, p. 23.

— Le péritoine. Ses propriétés au point de vue chirurgical. *Progrès méd.*, 18 août 1883, p. 645.

THOMAS SMITH. — On some points of the surgical treatment of introperitoneal injuries. *St-Bartholomew's Hospital Reports*, 1873, p. 147.

THOMPSON (W.), LUSK et DOLÉRIS. — *Science et Art des accouchements*, 1886, p. 390.

THORNTON. — Antiseptic drainage in abdominal surgery, *The Lancet*, 1879, t. II, p. 418-460.

THOROWGOOD. — West London medico-chir. Society. *The Lancet*, 1885, t. I, p. 992.

TRÉLAT. — *Gaz. Hôp.*, 1871, p. 335.

TRÈVES (Frédéric). — The treatment of acute peritonitis by abdominal section. *Brit. med. Journ.*, 1885, p. 538. *Rev. Hayem*, 1885, t. XXVI, p. 270.

TRUCHOT. — Étude expérimentale sur le virus de la septicémie puerpérale. *Thèse Lyon*, 1884, n° 219.

VACHER. — Observation de chirurgie sur une espèce d'empyème faite au bas-ventre avec succès, en conséquence d'un épanchement de sang. 1737. *Encyclop. des Sciences méd.*, 1836, t. I, p. 442.

VAUSSY. — Des phlegmons sous-péritonéaux de la paroi abdom. antérieure. *Thèse de Paris*, 1875.

VERNEUIL. — Vomissements opiniâtres après les opérations chirurgicales. *Bull. Soc. chir.*, 1887, p. 550.

— Injections d'éther iodoformé dans les abcès froids. *Rev. chir.*, 1885, p. 428.

VILLEMIN (E.). — Recherches sur quelques points de l'histoire de la péritonite traumatique à la suite des contusions de l'abdomen. *Thèse de Paris*, 1877, n° 158.

VINCENT. — Laparotomie et cystorrhaphie dans les plaies

perforantes intra-péritonéales de la vessie. *Bull. Soc. chir.*, 1881, p. 755.

VINCENT. — *Observation inédite* de péritonite localisée par ulcération vésicale et traitée par l'incision.

VOILLEMIER et LE DENTU. — *Traité des maladies des org. urinaires*, 1881, t. II, p. 651.

WADE. — A note on abdominal sections. *The Lancet*, february 20, 1886, t. I, p. 343.

WEST (Samuel). — Idiopathic purulent peritonitis in a child. *The Lancet*, 1885, t. II, p. 950.

WILSON. — Circumscrited peritoneal dropsy simulating ovarian dropsy. *Med. News*, 27 mars 1886.

TABLE DES MATIÈRES

INTRODUCTION 1

APTITUDES RÉACTIONNELLES DU PÉRITOINE AU POINT DE VUE CHIRURGICAL 7

HISTORIQUE 18

PREMIÈRE PARTIE

Péritonites traumatiques

CHAPITRE I. — *Péritonites post-opératoires ou chirurgicales* 33

CHAPITRE II. — *Péritonites traumatiques ou accidentelles* 36

§ 1. — Péritonites sans lésions viscérales 36

§ 2. — Péritonites avec lésions viscérales 39

1° Lésions de la rate 40
2° Lésions du foie et des voies biliaires 41
3° Lésions gastro-intestinales 42
4° Lésions des reins et de la vessie 48
5° Lésions utérines 48

DEUXIÈME PARTIE

Péritonites non traumatiques

CHAPITRE III. — *Péritonites par ulcérations ou perforations viscérales*........ 51

1° Voies biliaires........ 52
2° Vessie........ 52
3° Estomac et intestin........ 54

CHAPITRE IV. — *Péritonites par inflammation, gangrène ou rupture de tumeurs intra-abdominales*........ 61

1° Tumeurs purulentes........ 61
2° Kystes hématiques........ 63
3° Kystes hydatiques........ 63
4° Kystes de l'ovaire........ 63
5° Kystes fœtaux........ 65

CHAPITRE V. — *Péritonites par étranglement herniaire ou occlusion intestinale*........ 67
a) par étranglement herniaire........ 67
b) par occlusion intestinale........ 72

CHAPITRE VI. — *Péritonites simples ou purulentes*........ 74

CHAPITRE VII. — *Péritonites puerpérales*........ 96
a) péritonites diffuses........ 97
b) péritonites localisées........ 111

CHAPITRE VIII. — *Péritonites chroniques tuberculeuses*........ 114

CHAPITRE IX. — *Péritonites localisées*........ 123

a) Péritonites enkystées non spéciales........ 123
b) Péritonites enkystées spéciales........ 136

1° Péritonites périhépatiques................ 136
2° Péritonites périspléniques................ 138
3° Péritonites pérityphliques................ 139
4° Péritonites pelviennes ou pelvi-péritonites. 143

CHAPITRE X. — *Opérations exploratrices dans les péritonites*.................................... 149

CHAPITRE XI. — *Considérations opératoires*............. 152

Résumé général.......................... 162
Conclusion................................ 169
Appendice................................ 170
Index bibliographique..................... 173
Table des matières........................ 185

Paris. — Typ. A. PARENT, A. DAVY, succ., imp. de la Faculté de médecine, 52, rue Madame et rue Corneille, 3

ANCIENNE LIBRAIRIE GERMER BAILLIÈRE ET Cie

FÉLIX ALCAN, ÉDITEUR

RÉCENTES PUBLICATIONS

AXENFELD et HUCHARD. **Traité des névroses.** 2e édition, augmentée de 700 pages, par HENRI HUCHARD, médecin des hôpitaux. 1 fort vol. in-8. 20 fr.

BARTELS. **Les maladies des reins**, traduit de l'allemand par le docteur EDELMANN; avec préface et note de M. le professeur LÉPINE. 1 vol. in-8, avec fig. 1884. 15 fr.

BILLROTH. **Traité de pathologie chirurgicale générale**, précédé d'une introduction par M. le prof. VERNEUIL. 3e tirage. 1 fort vol. grand in-8, avec 100 fig. dans le texte. 14 fr.

BOUCHARDAT. **De la glycosurie ou diabète sucré**, son traitement hygiénique. 1883, 2e édition. 1 vol. grand in-8 suivi de notes et documents sur la nature et le traitement de la goutte, la gravelle urique, sur l'oligurie, le diabète insipide avec excès d'urée, l'hippurie, la pimélorrhée, etc. 15 fr.

BOUCHARDAT. **Traité d'hygiène publique et privée**, basée sur l'étiologie. 1 fort vol. grand in-8. 2e édition, 1883. 18 fr.

BOUCHARDAT. **Annuaire de thérapeutique, de matière médicale et de pharmacie pour 1886**, contenant le résumé des travaux thérapeutiques et hygiéniques, publiés pendant l'année 1885, et les formules des médicaments nouveaux, suivi d'une *Notice sur l'atténuation des virus des maladies contagieuses : traitement de la rage* et d'un *Mémoire sur le traitement hygiénique du mal de Bright*. 1 vol. grand in-32, 46e année. 1 fr. 50

BOUCHARDAT. **Nouveau formulaire magistral**, précédé d'une Notice sur les hôpitaux de Paris, de généralités sur l'art de formuler, suivi d'un Précis sur les eaux minérales naturelles et artificielles, d'un Mémorial thérapeutique, de notions sur l'emploi des contrepoisons et sur les secours à donner aux empoisonnés et aux asphyxiés. 1884, 25e édition *collationnée avec le nouveau codex, revue et augmentée de formules nouvelles et d'une note sur l'alimentation dans le diabète sucré*. 1 vol. in-18. 3 fr. 50

Cartonné à l'anglaise, 4 fr. — Relié. 4 fr. 50

BOUCHUT et DESPRÉS. **Dictionnaire de médecine et de thérapeutique médicale et chirurgicale**, comprenant le résumé de la médecine et de la chirurgie, les indications thérapeutiques de chaque maladie, la médecine opératoire, les accouchements, l'oculistique, l'odontotechnie, les maladies d'oreilles, l'électrisation, la matière médicale, les eaux minérales, et un formulaire spécial pour chaque maladie. 4e édition, 1883, très augmentée. 1 vol. in-4 avec 918 figures dans le texte et 3 cartes.

Broché, 25 fr. — Cartonné, 27 fr. 50. — Relié, 29 fr.

BURDON-SANDERSON, FOSTER et LAUDER-BRUNTON. **Manuel du laboratoire de physiologie**, traduit de l'anglais par M. MOQUIN-TANDON. 1 vol. in-8, avec 184 figures dans le texte, 1884. 14 fr.

CORNIL et BABES. **Les bactéries** et leur rôle dans l'histologie pathologique des maladies infectieuses. 1 fort vol. grand in-8, contenant la description des méthodes de bactériologie ; avec figures en noir, et en couleurs hors texte. 2e édition (sous presse).

CORNIL et BRAULT. **Études sur la pathologie du rein.** 1 vol. in-8, avec 16 planches hors texte. 1884. 12 fr.

DAMASCHINO. **Leçons sur les maladies des voies digestives.** 1 vol. in-8. 14 fr.

DURAND-FARDEL. **Traité des eaux minérales** de la France et de l'étranger et de leur emploi dans les maladies chroniques. 3e édition, 1883. 1 vol. in-8. 10 fr.

GARNIER. **Dictionnaire annuel des progrès des sciences et institutions médicales**, suite et complément de tous les dictionnaires. 1 vol. in-12 de 500 pages, 20e année. 1884. 7 fr.

KUNZE. **Manuel de médecine pratique**, traduit de l'allemand par M. KNOERI, 1883, 1 vol. in-18. 4 fr. 50

Paris. — Typ. A. PARENT, A. DAVY, succ., imp. de la Faculté de médecine, 52, rue Madame et rue Corneille, 3

www.ingramcontent.com/pod-product-compliance
Ingram Content Group UK Ltd.
Pitfield, Milton Keynes, MK11 3LW, UK
UKHW021053230726
13926UKWH00004B/1817

9 782016 201725